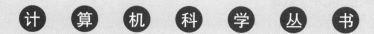

计算机科学丛书

基于EEG的脑机接口
认知分析与控制应用

[印] 狄柏丽·班赛尔（Dipali Bansal）
拉什玛·马哈詹（Rashima Mahajan） 著

施明辉 译

EEG-Based Brain-Computer Interf
Cognitive Analysis and Control Applications

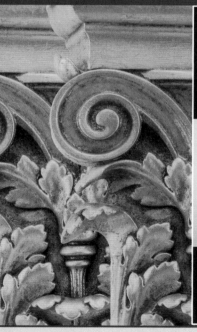

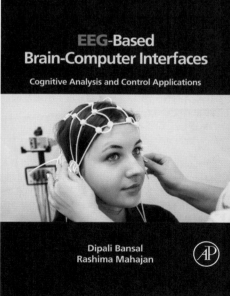

EEG-Based
Brain-Computer Interfaces

Cognitive Analysis and Control Applications

Dipali Bansal
Rashima Mahajan

AP

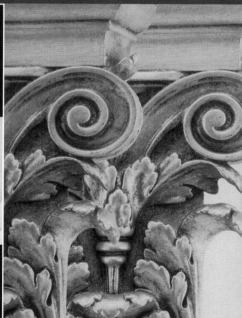

机械工业出版社
China Machine Press

图书在版编目（CIP）数据

基于EEG的脑机接口：认知分析与控制应用 /（印）狄柏丽·班赛尔（Dipali Bansal），（印）拉什玛·马哈詹（Rashima Mahajan）著；施明辉译 . -- 北京：机械工业出版社，2021.11（计算机科学丛书）

书名原文：EEG-Based Brain-Computer Interfaces: Cognitive Analysis and Control Applications

ISBN 978-7-111-69453-3

I. ①基… II. ①狄… ②拉… ③施… III. ①脑科学 - 人 - 机系统 - 研究 IV. ① R338.2 ② TB18

中国版本图书馆 CIP 数据核字（2021）第 217759 号

本书版权登记号：图字 01-2020-3426

EEG-Based Brain-Computer Interfaces: Cognitive Analysis and Control Applications
Dipali Bansal, Rashima Mahajan
ISBN: 9780128146873

出版发行：机械工业出版社（北京市西城区百万庄大街 22 号　邮政编码：100037）

责任编辑：曲 熠　　　　　　　　　　　　　责任校对：马荣敏

印　　刷：中国电影出版社印刷厂　　　　　版　次：2022 年 1 月第 1 版第 1 次印刷

开　　本：185mm×260mm　1/16　　　　　印　张：11.5

书　　号：ISBN 978-7-111-69453-3　　　　定　价：149.00 元

客服电话：（010）88361066　88379833　68326294　　　投稿热线：（010）88379604

华章网站：www.hzbook.com　　　　　　　　　　　　读者信箱：hzjsj@hzbook.com

版权所有·侵权必究
封底无防伪标均为盗版
本书法律顾问：北京大成律师事务所　韩光 / 邹晓东

21 世纪以来，脑机接口迅速发展成为热门的多学科交叉研究领域，相关研究成果常引发各类媒体和大众的关注。以脑机接口为代表的脑机融合研究的进展，将对人类社会产生巨大影响。

最近几年，国内开始出现关于脑机接口的论著和译著，虽然数量不多，但不乏上乘之作。呈现在读者面前的这本书，既是关于脑机接口的导引性读物，也是关于脑机接口技术开发的实用性读物。作为译者，有必要对这本书做一番解释，旨在开宗明义，助各类读者择其取舍。

"脑机接口"可理解为"脑与计算机之间的接口"（Brain-Computer Interface，BCI），也可理解为"脑与机器之间的接口"（Brain-Machine Interface，BMI）。作为连接"脑"与"机"的接口，脑机接口具有双向的通信或控制的含义：1）由脑到机，即通过人或动物的脑信号，影响或控制体外设备；2）由机到脑，即通过体外设备或植入体内的设备，影响或控制人或动物的脑状态。相对而言，前者是目前脑机接口研究的主要方向，其目的是：赋予瘫痪患者或健康人"第三只手"，使其可借助脑机接口，用大脑直接操控外部设备，而不需要肌肉参与操控。此书通过完整示例阐释了"由脑到机"的技术原理与实现方法。

脑机接口这项新技术的出现，似乎使得用意念进行控制的科幻故事正在成为现实。然而，本质上，目前的脑机接口技术并非实现通常理解的"意念控制"，而是实现"脑信号控制"。这里需要注意的是"脑信号控制"与"意念控制"的微妙差异。此书为读者揭开了脑机接口技术的神秘面纱，有助于读者深入理解"脑信号控制"的原理和脑机接口应用系统开发的具体过程。

脑信号是反映大脑内部状态或信息的载体，其表现形式多样，包括电信号、磁信号、血氧水平变化信号等。目前，通过非侵入头颅内部的方式，从大脑外部"捕捉"脑信号的技术包括：脑电图（Electroencephalography，EEG）、脑磁图（Magnetoencephalography，MEG）、功能性磁共振成像（functional Magnetic Resonance Imaging，fMRI）、功能性近红外光谱（functional Near Infrared Spectroscopy，fNIRS）等。EEG 信号具有时间分辨率高（能反映脑电短时变化的情况）的特点，且有利于构建便携式实时应用系统，因而受到研究者和用户的青睐。此书重点讨论的便是基于 EEG 的脑机接口技术。

此书共七章，虽篇幅不大，但内容充实，不仅介绍了脑机接口的背景、历史、原理、商业前景，以及对人类未来生活的影响（见第 1、2、7 章），而且以简单实用且易于实现的完整示例（见第 3～6 章），介绍了 EEG 信号采集、分析与应用的具体方法，阐释了技术爱好者关切的三方面问题：1）如何利用 Emotiv 脑电帽（一款成本低、便携式、易操作的 EEG 采集设备）采集 EEG 信号（第 3 章）；2）如何通过 EEG 信号的时域分析（第 4 章）、频域分析（第 5 章）、脑地形图分析（第 4、5 章），了解大脑的认知状态；3）如何基于 EEG 信号实现各种控制应用（第 6 章）。

书中主要示例采用的是眨眼诱发的 EEG 信号，体现了作者独具匠心的考虑。其特色在于：1）眨眼诱发脑信号的方式非常简单，不需要用户做任何想象任务，也不需要向用户提供外部刺激，仅需要用户做简单的眨眼动作；2）通常，基于 EEG 的脑机接口系统要求用户尽量避免眨眼，并将 EEG 信号中由眨眼引发的信号成分视为无用的伪迹成分而加以去除，然而，该示例却反其道而行之，利用眨眼动作诱发的 EEG 信号成分，进行大脑认知状态分析（确定眨眼激活的脑区），并实现了两种有趣的基于 EEG 的控制应用，包括"脑控音乐播放"和"脑控开启 LED 灯"；3）该示例采用基于 EEG 的脑信号分析构建应用系统，既不需要跟踪眼动，也不需要检测眼部周围的肌肉运动，从而有利于读者理解、借鉴和推广应用。

综上所述，这是一部颇具特色的脑机接口著作。作为一名脑机接口的研究人员和相关课程教师，我在阅读原著后，立刻意识到翻译这部著作的意义和必要性。这部著作不仅能帮助大众了解脑机接口技术，而且对于虽然具有脑机接口基础知识，但苦于不知如何开展脑机接口实验、不知如何进行 EEG 信号分析，或不知如何开发基于 EEG 的脑机接口应用系统的读者来说，可谓雪中送炭，能令其茅塞顿开。此外，从人才培养角度看，利用或借鉴书中示例，可以比较容易地为学生开展有关脑机接口的教学实验或创新训练。由此可见，引进和翻译这部科技著作，将促进脑机接口知识的普及，也将促进脑机接口领域的人才培养，从而推动脑机接口的研究与应用的发展。

此书的翻译过程秉承忠于原著的原则，同时又力求译文符合汉语表达习惯。我在一些必要之处添加了脚注，以助读者更好地理解。虽经反复修改润色，译文不当之处仍在所难免，希望大家不吝斧正。

感谢晁飞先生引荐我翻译此书。感谢机械工业出版社曲熠、刘松林、桂庆庆等人对翻译工作的关心与支持。当然，也要感谢爱人包揽家务，让我有更多时间静心揣摩；感谢同在厦门的岳父岳母提供无私周到的后勤保障。借此机会，也感谢所有曾帮助过我的人。

虽然翻译过程如同艰辛的长途跋涉，但想到能够通过这部译著为社会和科技的进步奉献绵薄之力，我顿感在字斟句酌、敲打键盘的过程中所消耗的时光和精力是值得付出的，因为人生又增添了一份精彩。

施明辉

厦门大学信息学院人工智能系副教授

2021 年 9 月

神经工程领域的研究人员试图将心智与机器融合，使人机交互系统越来越简单易用。相关研究不断取得新的进展，其中最重要的方面当属脑机接口（Brain-Computer Interface，BCI）。BCI 改变了人与设备之间的通信和控制方式，可以让严重瘫痪患者实现与设备之间的交互。近年来，通过 BCI 实现人对设备的控制已成为研究人员非常感兴趣的领域。

神经信号是 BCI 处理的主要信号，包括不同的类型，其中，最常用的是脑电（Electroencephalography，EEG）信号。这是因为 EEG 信号不仅可被长期利用，而且还具有较高的时间分辨率，此外，还具有易采集、成本低等优点。利用基于 EEG 的 BCI，可以实现一些过去觉得不可思议的功能和目标。该领域的研究在应用的广度、相关技术的深度，以及对残疾人和普通大众的可用性等方面，不断取得新的进展。在脑控应用方面，相关的研究报道已不只关注医疗应用，而且也开始关注健康用户的日常生活需求。

当前，BCI 研究者致力于开发便于用户使用、可穿戴的 EEG 头戴式采集设备，以及新型的 EEG 信号分析技术。这些研究使得 BCI 应用被拓展到自动控制、娱乐、情感识别、自动诊疗、神经康复等领域。可以说，与 BCI 相关的科学研究和系统开发为人们带来了新的期望：以一种新的方式与体外环境进行交互。

本书主要内容包括：BCI 技术背后的原理，尤其是利用 EEG 捕捉脑信号模式的 BCI 技术；EEG 信号的各种获取方法和各种分析平台的特点；用于开发控制应用的基于眨眼的 BCI 技术框架。书中详细探讨了从 EEG 信号中识别出有意眨眼事件的方法，包括时域分析方法和频域分析方法；介绍了以这些方法为基础，开发通过 EEG 信号进行触发控制的应用系统的技术详情，包括将商业化的脑数据采集设备（Emotiv 脑电采集设备）与 MATLAB 进行连接的方法，以及实现 EEG 信号获取与分析的算法和方案；详细阐明了便于后续的 EEG 信号分析，提取 EEG 信号的多维特征的技术，涉及事件相关电位（Event Related Potential，ERP）、脑地形图、EEG 子频带功率、通道相干性等。总之，本书展示了面向实时应用场景，利用 EEG 信号开发易于使用的 BCI 的全过程。

本书对利用生物医学信号处理技术开发 BCI 的研究者会有所帮助，尤其是那些利用生理信号（人的神经响应）为残疾人康复开发自动控制系统的研究者。通过本书，读者可以深入理解如何利用低成本 EEG 采集设备、相关的信号处理技术和特征提取算法，实现真实的基于 BCI 的控制应用。书中涵盖了利用 EEG 信号与相关的预处理和后处理技术，开发 BCI 系统的各个方面的内容。

第 1 章介绍 BCI 技术的背景知识，并对全球 BCI 市场进行分析和预测。该章讨论了 BCI 的分类、脑信号模式、基本的 EEG 采集设备，以及基于眨眼的 BCI 控制应用。第 2 章系统回顾 BCI 开发的前沿技术和各种脑信号模式，如脑电图、眼电图（Electrocorticography，ECoG）、脑磁图（Magnetoencephalography，MEG）、磁共振成像（Magnetic Resonance Imaging，MRI）、功能性磁共振成像（functional Magnetic Resonance Imaging，fMRI）等；详细介绍脑信号采集方法、线性及非线性信号分析技术，以及脑信号分类识别技术，旨在面向控制应用，开发基于 EEG 的低成本、便携式、实用性强的 BCI。第 3 章探讨利用商业化的 EEG 头戴式采集设备，实时获取与有意眨眼相关的脑信号，并构建出性能可靠的数据集的方法；还讨论了将获取的数据集导入兼容的信号处理环境的过程。第 4 章详细阐述在时域中，针对所采集的与单次有意眨眼相关的脑信号进行认知分析的过程和算法。第 5 章详细阐述在频域和空间域中，针对所采集的与单次有意眨眼相关的脑信号进行认知分析的过程和算法；还考察和分析了 EEG 信号中由眨眼动作引发的占主导功率的子频带。第 6 章介绍采用 MATLAB、Simulink 和 LabVIEW 环境开发出的各种控制应用，循序渐进地说明基于有意眨眼的 BCI 开发控制应用的全过程。第 7 章总结了本书的主要贡献，并展望相关领域的未来前景，介绍研究者为提升人类生活质量付出的持续努力，以及相关研究面临的机遇和挑战。

致 谢

EEG-Based Brain-Computer Interfaces: Cognitive Analysis and Control Applications

　　我们没有华丽的辞藻，没有天马行空的语言，也没有妙趣横生的比喻，故难以生动表达撰写这本书对于我们的深远意义。是众人的帮助与祝福才使得本书得以完成。如果不在此对创作过程中我们接受的点点滴滴的恩惠表示感谢，那么此次创作就难免美中不足。

　　我们首先要真诚地感谢 Almighty 的大力支持和精心指导。我们也发自内心地感谢来自家人和朋友的鼓舞。勇气消退时，是他们让我们倍增勇气；信念动摇时，是他们让我们坚定信念；希望渺茫时，是他们让我们充满希望。

　　我们还要感谢 Manav Rachna 和我们所在的大学雪中送炭般给予我们支持与鼓励。

　　最后，我们也非常感谢出版方。在出版方的帮助下，我们才有可能通过此书清晰地表达我们的思想。

Dipali Bansal

Rashima Mahajan

绪　　论

1.1　基础理论

计算机是人类大脑卓越能力的体现。

生活中不乏因意外导致重度瘫痪的事情。在一个阳光明媚的日子，我的邻居 David 驾着豪车，带着家人开启了美妙的度假之行。在宽阔的高速公路上，司机们个个心情舒畅，以时速约 160 公里的速度飞驰着。一切似乎让人心旷神怡。然而，好景不长，一位过于兴奋的司机试图超越 David 的豪车，结果两车撞在了一起。虽然多数人仅受了轻伤，但不幸的是，David 颈部以下全身瘫痪。

无独有偶，在一个周末，我的一个名叫 Roger 的学生到公园里慢跑健身。跑着跑着，他想既然是周末，何不绕道穿越一下闹市区。哪曾想，路遇一个年轻人拦路打劫。Roger 的头部遭到重重一击。事后，Roger 虽然感官未损，但全身已动弹不得。

这是两个发生在我身边的活生生的事例，不仅摧残了 David 和 Roger 的身体，而且夺去了他们幸福的生活。David 和 Roger 是金融领域里的咨询师和技术专家。如今，他们虽然仍旧智力非凡，却无法控制自己的身体。当今社会，像 David 和 Roger 这类聪明人士无法发挥才智不免令人遗憾。

然而，幸运的是，人类拥有卓越的大脑。人脑创造出的计算机不仅能帮助人类突破自身的不足，而且在许多方面已远胜人类。将人脑与计算机结合起来是个神奇的想法。脑机接口（Brain Computer Interface，BCI）便是将此想法变为现实的前沿科技。

一个非常典型的例子，便是关于英国著名的物理学家和宇宙学家斯蒂芬·霍金（Stephen Hawking）的故事。霍金获得过许多荣誉，出版了多部著作，被称为继爱因斯坦之后物理学领域的又一位传奇人物，以他的天赋与才智造福于人类。霍金 21 岁时患上了因运动神经疾病导致的肌肉萎缩症，并渐渐全身瘫痪。尽管如此，借助一种特殊的发声装置，霍金仍然可以与他人交流。这种发声装置的特点是将大脑控制的面颊肌肉的运动转化为声音。此外，霍金还使用包括脑机接口在内的许多辅助技术与计算机进行交流。

脑机接口能帮助人们更加独立自主地生活。因此，对于残疾人，脑机接口具有非常现实的意义。在家中、办公室及其他场合，借助脑机接口系统，残疾人可以处理各种事务。不仅如此，人们还可以直接通过大脑实现音乐创作、乐器弹奏，甚至操控视频游戏。

可以说，脑机接口具有无限的潜能。

1.1.1　脑机接口的成功案例

人类大脑可谓是宇宙中最复杂的结构之一，被称为"科学最后的前沿"。大脑不仅让我们感觉到自身和周围环境，而且还处理各种感知信息，使我们能够思考问题、产生情感、控制肌肉运动、分泌体液和荷尔蒙、呼吸空气、维持体温和代谢，以及记住所经历的事情。

大脑之所以复杂无比，主要是由于与人体相伴的神经网络既繁杂又精细。一项来自美国医药教育研究基金 Mayo 的实验研究证实：一方面，人脑的不同区域负责各自特定的任务；另一方面，人脑的不同区域之间还存在着相互协作。

公元前 387 年，柏拉图（Plato）指出人的心理活动过程是受到大脑控制的。自那以后，大脑的神奇魅力一直吸引着无数哲学家和科学家。大脑无疑是人类的智慧之源。随着科学技术的持续发展，尤其是最近几十年来的进步，神经科学家正逐步揭开大脑工作原理的神秘面纱，并且对神经系统的异常或疾病有了一定的了解。用大脑和意念实现控制的应用也取得了初步成功。以下列举一些这方面的研究成果。

2014 年，美国华盛顿大学的研究者 Rao 等人公布了一项研究成果（Rao 等，2014）。该成果显示了一种可能性，即在一秒钟之内，从一个人的大脑中直接获取他的意图，并将此意图传达到另一个人的大脑中，进而控制其手部运动。这项研究使得脑－脑之间通过互联网进行直接通信成为现实。

同年，美国波士顿马萨诸塞州总医院的 Doo Yeon Kim 和 Rudolph Tanzi 领导的研究团队创造了"培养皿中的阿尔茨海默症"（Kim 和 Tanzi，2014）。这项研究有望加速新药的测试过程。其原理是在皮氏培养皿（Petri dish）中繁殖关键的细胞结构，进而对人的大脑细胞施加一些影响。这项发表在《自然》杂志上的研究成果，为其他科学家利用此独特方案探索治疗神经退行性疾病开辟了新路径。

2013 年，美国马萨诸塞州技术研究所的研究人员在诺贝尔奖得主 Susumu Tonegawa 的带领下，将老鼠脑部的某个记忆区域连接到另一个不具相似性的记忆区域，结果使得老鼠的记忆发生了根本性改变：负向的记忆转变成了正向的记忆。这项成果有望帮助那些长期患有重度紧张综合征的病人摆脱困境。

记忆衰退或消失是常见病症，患者众多。已知的病因包括：年老体衰、阿尔茨海默症、脑中风等，还有一些迄今不明的原因。美国南加州大学的 Theodere Berger 博士对此持之以恒地研究了 35 年，最后做出了一项开创性的工作：设计出一种记忆增强植入物。我们知道，负责记忆的神经元位于大脑深处的海马部位。电信号流从海马的 CA3 节点流入，然后从 CA1 节点流出。针对经过某种特定活动训练的大鼠的这类电信号，Theodere 博士在实验开始阶段设计了相关算法。然后，将大鼠麻醉，并植入根据所设计的算法编程好的微电极。令人称奇的是，尽管大鼠已经被麻醉，但微电极返回了与大鼠具有完好记忆时相同的结果。之后，Theodere 博士以猴子作为被试，做了类似的实验，同样取得了成功。这些成功使 Theodere 博士信心大增，并开始小心谨慎地对许多癫痫病人进行研究。研究结果表明有 80% 的病人获得了正向结果：这些病人的植入物给出了与记忆类似的预测。尽管如此，这些研究还只能算作一个开端，因为它们都仅应用于单一的活动，对于其他类型的活动，还需要开发不同的算法。在将这项技术用于帮助记忆之前，针对不同的个体，还需研究其代码的相似性，以获得适用于不同个体的折中方案。此外，为了理解不同的输入信号和输出信号之间的关系，以及不同条件下的各种算法，还需要做大量研究。

2013 年，美国芝加哥大学的 Tabot 等人做了一项开创性研究。他们开发了一个用大脑信号控制的、具有触觉感知的机器义手[⊖]，从而改善了通过手臂控制义手运动的灵活性（Tabot 等，2013）。触觉的修复需要实现双向通信（由大脑发送信号给肢体，以及由肢体将感觉信号返回到大脑），这是通过处理大脑模式以及重现外部刺激诱发的大脑模式实现的。之后，2017 年 4 月 25 日，美国"每日科学"（Science Daily）网站报道了荷兰的一位康复治疗师给不幸失去手臂的 Johan Baggerman 安置了世界上首个按键式机器假臂。该假臂直接连接到骨头中的一个金属片上，从而避免了许多问题，如假肢滑脱、皮肤问题、假肢承筒不舒适等。这个富有创意的假臂可与使用者的神经互动，让使用者随心所欲地做出更大范围的动作。2017 年，Clemente 等人进一步的研究表明：截肢者装上这类与骨骼直接相连的假肢后，在条件不太好的情况下也能恢复触觉。通过留意假肢上的振动，被试对外部刺激的感知和反应都得到改善（Clemente 等，2017）。触觉机器肢体还可应用在其他方面，如手术机器人、救援行动、制造业和服务业等（Oddo 等，2017）。另一项初探性研究是关于人工视网膜的研究。人工视网膜为盲人和视网膜逐渐恶化的人带来了希望的曙光。Castaldi 等人为了恢复受损的视网膜功能，创造了一种通过训练成年人的大脑使其重见光明的新颖方法（Castaldi 等，2016）。此外，美国休斯敦大学的 Luu 等人的近期研究表明：基于脑电的无损脑机接口技术可以协助中风或脊髓受损患者重新行走。他们开发了一个可以控制和改善使用者虚拟化身的步态的脑机接口（Luu 等，2017）。

显然，脑机接口在医疗和辅助设备领域具有极其重要的应用。此外，将操控脑信号这种技术应用到娱乐领域和日常生活中，无疑也会给人们带来许多欣喜。在此，不妨举些有趣的例子。

2016 年，在一次无人机飞行竞赛中，美国佛罗里达大学的参赛者借助脑机接口技术，用大脑信号成功引导了无人机的飞行。试想，如果在视频游戏中，能用自己

⊖　义手：断手者所装的假手。——译者注

的意念随心所欲地操控自己的角色，是多么惬意的事！此外，一个称作"大脑创作师"的脑机接口支持用户通过意念创作音乐。Pinegger等人采用含P300特征的脑电波、调校好的脑机接口以及音乐创作软件，生成了不同寻常的音乐曲调（Pinegger等，2017）。

对于我们注视的物体，大脑是逐级进行图像处理的。实际上，大脑会对我们想象的或看见的东西逐级提取出有意义的复合性特征，并判断想象的或看见的东西是什么。日本京都大学的Horikawa和Kamitani采用功能性磁共振成像的信号和一种称为深度神经网络的人工智能技术开发了一种算法，用于让人看到自己想象的或梦见的东西（Horikawa等，2017）。

2013年，"每日科学"网站有一则报道：英国艾塞克斯大学（University of Essex）和美国国家航空航天局（NASA）的研究人员合作，尝试仅凭大脑的思维来控制虚拟飞船。他们得出一种结论：通过组合两个人的脑信号命令，脑机接口将对虚拟现实和不用手实现控制的应用产生巨大影响。

2016年，美国卡内基·梅隆大学的Yang等人在 NeuroImage 期刊上发表的研究论文表明：在读取或翻译不同语言的相同含义的语句时，大脑会产生相似的信号模式。研究者将一句话分别用英语和葡萄牙语表示，并考察它们使大脑神经产生的反应。借助机器学习算法，研究者发现了这两种神经响应之间的关联，从而得出结论：脑机接口系统解读大脑中的想法和概念不受语言障碍的影响（Yang等，2016）。

人类大脑所具有的逻辑推理、分析思考、富有情绪等能力，使得人与其他动物甚至灵长类动物有显著的不同。牛津大学的Matthew Rushworth教授及其团队对25名成年人和25只猕猴的脑部做了磁共振成像（Magnetic Resonance Imaging，MRI）分析，发现在人的前额叶腹外侧脑皮层区域，存在与人的高级认知能力相关的独特特征（Neubert等，2014）。这项研究进一步激励人们去探究：是什么让我们成为人类？

人们常常不明白为什么有些评论员抨击社交网站，而有些评论员却不以为然。事实上，在潜意识中，我们的大脑会判断什么值得阅读和分享。一项基于功能性磁共振成像数据的研究揭示了与此有关的一些有趣的大脑模式，而且预测了一篇文章的受欢迎程度（Baek等，2017）。毋庸置疑的是，广告常常影响着消费者的选择。企业总是试图用各种新奇的方法将产品公之于众。幽默和煽情的方法常常奏效。短短30～60秒的广告对人有多大的影响呢？2011年，Dooley研究了广告对人的影响，并发表了其研究成果（Dooley，2011）。该研究用"脑影响"（brainfluence）这个术语表示产品留给消费者的持久情感影响。研究课题"Sands Research"用另一术语"神经元参与度因子"（neuro-engagement factor）表示大脑活动变化的程度。这种度量通过综合分析脑电、眼动追踪、生物特征和调查问卷等得到。

2017 年 4 月，Facebook 公司宣布其正在开发一种用脑信号打字的非侵入式脑机接口，通过在一秒钟内多次扫描人脑的光学成像方法，实现将大脑中的想法转换为文字，从而实现用意念控制的方法将打字速度提高至少五倍。还有许多利用脑机接口实现智慧生活的研究正在进行中。这类技术最终将让人们仅用大脑就能实现增强现实（AR）和虚拟现实（VR）。

然而，迄今为止，科学家仅在一些特殊神经元和少量神经元之间的连接上取得进展。可以说，这些进展只不过是探知了冰山一角。据估计，大脑含有上千亿个神经元，神经元间的连接更是高达 1000 万亿个。因此，正如著名的神经科学家 Rafael Yuste 博士所说，目前的研究工作就像是通过观察单个像素来理解整个电视节目。

尽管如此，最近几十年来，神经科学的研究在实验认知心理学、新型大脑成像技术和脑机接口技术等方面还是取得了长足的进展。Marcus 认为，这种可以追溯到一个多世纪以前的研究，如今已进展到了一个新的里程碑，具有更加全面的视角，包括认知神经科学、遗传学、神经生理学、细胞生物学，甚至社会科学（Marcus，2009）。

接下来的一节将综合分析全球市场脑机接口技术的前沿状况。

1.1.2　脑机接口的市场分析

2015 年的"联盟市场研究"（Allied Market Research）和 2016 年的"透明市场研究"（Transparency Market Research）预测，基于脑机接口技术的应用在医疗看护、辅助设备和娱乐产业领域具有巨大的潜在市场。

老年人随着身体的逐渐衰弱，易患精神方面的疾病，如中风、抑郁、阿尔兹海默症、帕金森症等。这促进了脑机接口设备市场的不断扩大。

2015 年，脑机接口全球市场的年收益达到 3.832 亿美元。预计 2016 年至 2024 年将以 14.9% 的复合年增长率（Compound Annual Growth Rate，CAGR）增长，2024 年市场年收益将高达 12.326 亿美元。脑机接口应用的前沿技术和相关市场主要集中在北美地区，尤其是美国。亚太地区也是脑机接口设备的潜在市场，主要是因为该地区的人口增长迅速，而且购买力不断提升。基于脑电（Electroencephalograph，EEG）的脑机接口设备预计在北美、欧洲和亚太地区有巨大的需求。图 1-1 清晰地显示了脑机接口市场的全球趋势。在目前已有的各类获取脑数据的技术中，非侵入式技术是最受欢迎的，并占据主要的市场份额。脑机接口技术将广泛应用于健康护理领域，以及通信和控制方面的应用。然而，有一些不利因素也在阻碍着脑机接口市场的发展，例如缺少便于个人操控的脑机接口系统、可能被用于居心不良的控制以及伦理方面的担心等。尽管如此，专家仍然坚信这些问题终将解决。脑机接口制造商正竞相开发各种应用产品。2015 年和 2016 年，主要的脑机接口制造商有：

- Advanced Brain Monitoring, Inc.

- Artinis Medical Systems B. V.

- ANT Neuro B. V.

- Blackrock Microsystems LLC

- Cadwell Laboratories Inc.

- Cortech Solutions, Inc.

- Elekta AB

- Emotiv Systems Inc.

- Guger Technologies OEG

- Mindmaze SA

- Mind Solutions Inc.

- NeuroPace Inc.

- OpenBCI

- Quantum Applied Science and Research, Inc.

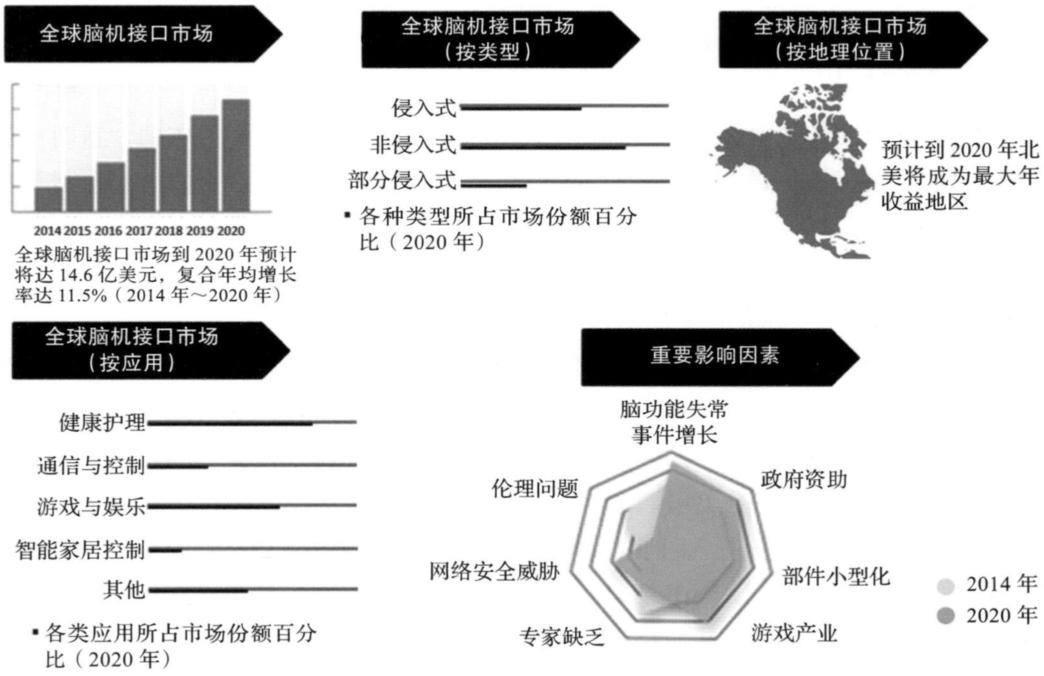

图 1-1　2014 年至 2020 年脑机接口全球市场分布（感谢 alliedmarketresearch.com 提供）

　　既然脑机接口技术及其应用有如此巨大的潜能，就让我们来探究其技术奥秘。接下来的几节将概要性地介绍大脑解剖结构、脑机接口技术、脑信号获取方法、脑信号处理过程和脑机接口应用。

1.2　技术回顾

成年人的脑重约 1.36 千克，含数百万亿的脑细胞，其中约有 1000 亿个神经元（神经细胞）构成一个巨大的神经网络（Brodal，1992；Buckner 等，2008）。神经元之间相互连接，形成一个共享信息和传递信息的神经网络。神经元之间的互连方式包括：一对一、一对多和多对多。人脑和身体的不同器官之间通过神经网络传递信息。人脑可谓是主宰器官，通过神经元接受和解读从身体的不同感官（如嗅觉、听觉、味觉、痛觉和视觉）传来的信息，进而控制整个人体的系统或功能。人脑通过神经纤维接受信息，然后产生相应的控制信号来控制身体的不同部位。按此方式，人脑控制着人的各种行为，如动作、思考、情感、说话等。神经系统与呼吸系统和消化系统一样，都是人体重要的功能系统。人的神经系统可分为中枢神经系统（Central Nervous System，CNS）和周围神经系统（Peripheral Nervous System，PNS）。中枢神经系统是主控单元，周围神经系统与身体的其他器官相连，人的神经系统结构如图 1-2 所示。

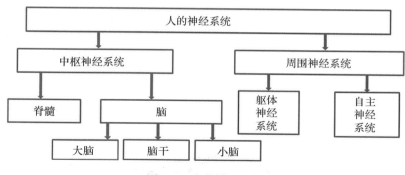

图 1-2　人的神经系统

中枢神经系统主要包括脑和脊髓。之所以称为"中枢"，是因为从脊柱和周围的神经感知到的信息（如皮肤灼伤、看到美景或皮肤割伤）主要是在大脑中整合并处理，之后，由人脑发出动作信号 / 脉冲，并通过周围神经系统传输到执行部位（肌肉），从而产生自主的或有意识的动作。可见，中枢神经系统通过周围神经系统与身体的各个部位通信。

周围神经系统是由神经细胞（神经元）构成的神经网络。它从身体的各个部位收集感知信号，并将其迅速传到中枢神经系统。一旦中枢神经系统根据输入产生精确的指令，周围神经系统就将其传达到身体相应部位。颅神经负责将由神经脉冲表达的信息传入或传出人脑，脊神经则从脊椎获取信息。

周围神经系统可分为躯体神经系统和自主神经系统。躯体神经系统负责传输由意识支配的运动控制信号，以及从感知器官到中枢神经系统的感知信号。与之不同的是，自主神经系统自动地调控非意识支配的生命维持过程，如消化、呼吸、瞳孔运动与收缩、心率、激素分泌等。

下一小节将详细介绍人脑的解剖结构。

1.2.1   人脑解剖结构

人的颅骨就像一个保护罩，将人脑保护起来以避免伤害。从解剖结构看，人脑包含三个部分：脑皮层（大脑）、小脑和脑干。脑机接口应用主要涉及紧挨着颅骨下表层、占人脑最大部分的脑皮层（灰质部分）。

脑皮层是人脑最外层的神经元，厚度仅 2～4 毫米，分为左右两个脑半球。两个脑半球通过胼胝体联系在一起。胼胝体是一束粗神经纤维，包含大约 5 亿条神经纤维，支持两个脑半球之间进行信息交换。大脑右半球接受身体左侧肌肉产生的神经脉冲，并负责左侧身体的运动。大脑右半球还负责发散思维、创新思维、直觉思维，以及想象和情感任务。与此对应，大脑左半球控制与身体右侧相关的运动，负责逻辑思维、分析思维、理性思维，并能辅助推理和计数。

每个脑半球又都包含四个轮廓清晰的脑叶，即额叶、颞叶、枕叶和顶叶，如图 1-3 所示。最前部的脑叶（额叶）负责情感和认知（如推理、记忆、规划、有意识的肌肉运动等）的皮层区域。顶叶在枕叶的前部，会对感知刺激（如疼痛、压力、振动、温度、触碰等）产生反应。

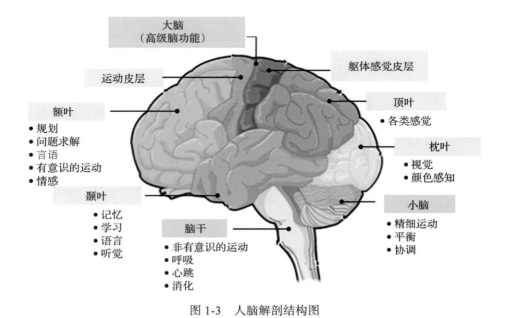

图 1-3   人脑解剖结构图

人脑最后面的脑叶是枕叶，负责与视觉相关的刺激和空间的检测与分析，包括初级视觉区和次级视觉区。初级视觉区接受整合的初始视觉信息，而次级视觉区将传入的刺激与过去的知识相关联，从而解码出有意义的信息。初级视觉区不同程度的受损会导致全盲或视觉输入中出现盲点。与之不同的是，次级视觉区受损也许并不会影响所看到的刺激，但是会让人较难从接收的视觉信息中推理出任何含义，如识别不出某人的姓名，不再认识某些单词等。

颞叶在枕叶的前部，与声音信息处理有关，包括初级听觉区和次级听觉区。声音信息首先由初级听觉区接收，然后经次级听觉区处理后产生相应的有意义的言语。

可见，大脑的四个脑叶可细化为一些特定的区域，即初级和次级视觉区、前端和后端语言区、初级和次级声音区、初级和次级动作区，以及感觉区。脑皮层的主要功能包括：复杂语言处理、视觉信息处理、问题求解、启动动作、记忆、推理、感觉、声音信息处理等（Kameswara 等，2013）。

小脑是人脑的关键部位，处于头颅后部、延髓之上、大脑的枕叶和颞叶之下，含有数千万个神经元，在脑皮层和身体肌肉之间处理和传递信息。小脑的功能是处理脑部和周围神经系统传递过来的刺激，用于协调不同的自主运动，以及调整姿态以维持身体平衡、控制精细动作。对小脑的任何损伤都可能造成动作控制和姿态调整的障碍。小脑与大脑通过脑桥相连。脑桥、中脑和延髓共同构成脑干。脑干是人脑的另一个重要部位。脑干的尾端是延髓，延髓上部与脑部相连，下部与脊髓相连，含有大量传递刺激的周围神经（Gilbert 等，2007；Looney 等，2014）。

图 1-4 显示了从视觉感知、视觉信息处理到动作控制的过程示例。神经元将眼睛（感觉器官）观察到的视觉信息传递到脑部，然后将脑部处理后的信息传达到肌肉，实现自主运动。举例来说，假设视觉信息提示着火了，那么，首先，眼睛观察到的火的图像经过转换传入视觉神经元；然后，视觉神经元将信号传到枕部的初级视觉区；接着，枕叶的次级视觉区对信号进行处理和解码；解码后的消息经运动皮层传递到运动神经元；最后，运动神经元将消息从脊髓和周围神经系统传达到肌肉，

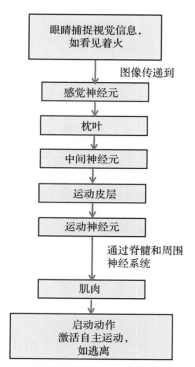

图 1-4　视觉信息处理和动作控制示意图

从而产生相应的动作控制，例如，着火后产生逃离的动作。这里的枕叶和运动皮层

构成了中枢神经系统。

通过分析大脑的结构与功能，可以探知人的行为意图，从而改善人的生活。毋庸置疑，这并非易事。然而，随着技术的巨大进步，探索在实时场景下的人机交互正变得越来越容易，也越来越有趣。一些取得快速进展的相关技术包括：可靠的脑信号获取设备、计算机技术、数据分析、机器学习、脑成像技术等。曾经的科幻正变为现实。残疾人有望将信号传到大脑，从而重新获得视觉、听觉和知觉。当然，脑机接口技术远不只用于改善重度残疾人的生活，在其他方面甚至具有更大的潜在应用价值。因此，脑机接口被认为是近几十年来最大的技术进步之一。

1.2.2　从人脑到计算机

脑机接口与中枢神经系统相关联，旨在增补或恢复人的认知能力，从而改善人的生活。追踪和解读大脑的信号模式有各种不同的方法，其中，记录大脑活动的技术可从不同视角进行分类。这些分类视角包括：大脑信号采集的位置（可分为侵入式和非侵入式）、所控制的设备、电极类型（可分为电的、磁的或化学的），以及用于理解大脑模式的策略等。Lotte 等人（Lotte 等，2015）和 Graimann 等人（Graimann 等，2010）对脑机接口及其类型进行了总结，如图 1-5 所示。

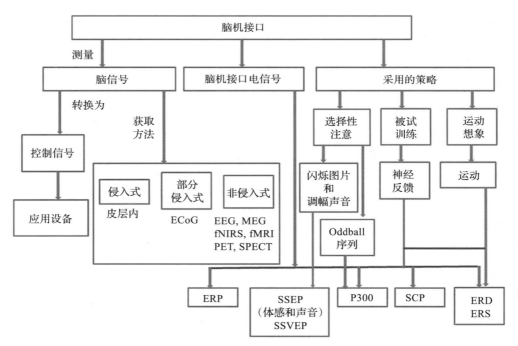

图 1-5　脑机接口基本概念一览

侵入式方法包括皮层内电极方法和皮层表面电极方法（Electrocorticography，ECoG），主要是出于医疗诊断目的而植入电极。

非侵入式方法根据脑信号获取方式的不同，可分为以下类别：

- 脑电图（Electroencephalography，EEG）
- 脑磁图（Magnetoencephalography，MEG）
- 功能性磁共振成像（functional Magnetic Resonance Imaging，fMRI）
- 正电子发射断层成像（Positron Emission Tomography，PET）
- 单光子发射计算机断层成像（Single-Photon Emission Computed Tomography，SPECT）
- 功能性近红外光谱（functional Near-Infrared Spectroscopy，fNIRS）

MEG 具有相当好的时间和空间分辨率，但是也有一些明显的不足，如非常昂贵、设备庞大不便于移动、对被试头部的移动非常敏感、需要强化训练等。与之类似，fMRI 也有同样的局限性，但表现出极好的空间分辨率，因为它在探测点处直接获取脑信号。基于 EEG 的脑机接口系统是最受青睐的解读人类大脑的工具，因为它的用户体验性好、需要的训练最少、成本低、重量轻且易于携带。

EEG 的一些特点简要列举如下：

- 直接测量并关联到神经元的微弱响应。
- 时间分辨率高，能在认知过程活跃期间捕捉到信息。
- 允许在实时环境下采集脑电数据。
- 安全，因为它避免了让人暴露在高强度的磁场 / 辐射中（iMotions Guide，2016；Niedermeyer 和 Lopes da Silva，2012；Sakkalis，2011；Kaiser，2001）。

脑电波信号的主要子频带有：beta（可在顶叶与额叶上检测到）、alpha（清醒闭眼状态时，在枕叶区域比较明显）、theta（发生于儿童和睡眠状态的成年人）、gamma，以及 delta（可见于婴儿和睡眠状态的成年人）。delta 处于最低的频率范围（$0 \sim 4$ Hz），接着是 theta（$4 \sim 8$ Hz）、alpha（$8 \sim 12$ Hz）、beta（$12 \sim 31$ Hz）和 gamma（大于 31 Hz）。脑电波的子频带与神经活动相关，因此也与相应的脑血流（Cerebral Blood Flow，CBF）变化相关。因此，Iversen 等（Iversen 等，2008）和 Wolpaw 等（Wolpaw 等，2000）指出，通过识别与分析脑电在时间上和频谱上的变化，有可能刻画出大脑相关的认知状态。

基于 EEG 的脑机接口通常利用下列脑部活动模式：

- 事件相关电位（Svent-Related Potential，ERP）：由刺激产生的电生理反应。
- 稳态诱发电位（Steady-State Evoked Potential，SSEP）：由闪烁刺激产生的反应。
- 稳态视觉诱发电位（Steady-State Visual Evoked Potential，SSVEP）：与特定频率的视觉刺激相关。
- P300：不与刺激直接相关，而与大脑对刺激进行加工产生的神经响应相关。

- 事件相关去同步（Event-Related Desynchronization，ERD）/事件相关同步（Event-Related Synchronization，ERS）：伴随着感觉运动相关的脑活跃幅值的减少（ERD）或增大（ERS）。
- 慢皮层电位（Slow Cortical Potential，SCP）：可在脑的上部皮层观察到，是 EEG 信号中一种与事件相关的缓慢的电流幅值变化。

ERP 分析常用于控制方面的应用。由于 ERP 是 500 ms 期间发生的非常短的事件，因此，如 DeBoer 等人所述（DeBoer 等，2006），要想获得较清楚的 ERP 信号，需要对大量的测试信号进行平均。为了克服此局限性，作为一种有效的工具，功率谱分析常用于发现神经活动与认知任务之间的关联性（Jatupaiboon 等，2013）。然而，功率谱分析不能保留信号的傅里叶变换的相位信息，而该信息与采集的 EEG 信号的形态变化密切相关（Karimifardand 和 Ahmadian，2007），这就可能在幅度峰值变化不显著时导致错误的结论。Martis 等人对这种线性技术的缺陷进行了研究，并进一步开发出基于高阶谱的非线性特征提取技术（Martis 等，2013）。接下来的几章会对此进行讨论。

设计脑机接口系统需要综合计算机、信号处理、电子学、神经科学、心理学等多种学科的方法。脑机接口系统一般包括电极、信号获取系统、信号处理单元、控制接口、应用设备、反馈单元等，如图 1-6 所示。

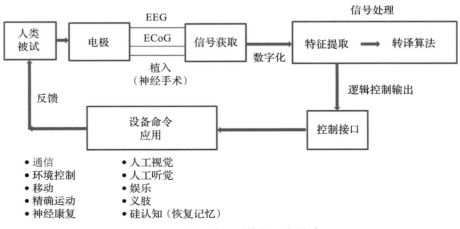

图 1-6　脑机接口系统的基本设计

有多种传感器和采集设备可用于获取脑信号。本书重点关注市面上有售的、用 EEG 测量技术获取原始脑信号的设备。Mahajan 等总结了市面上有售的 EEG 采集设备的特征。这些设备包括：NeuroSky Brainwave（单通道）、Emotiv Neuroheadset[⊖]（14 通道）、BioSemi Active-2（280 通道）和 Muse（4～6 通道）(Mahajan 等，2014)。在

⊖　原文为 emotive neuroheadset，Emotive 实际上应该是 Emotiv，可参见设备公司主页 https://www.emotiv.com/。——译者注

已有报道中，大多数的研究工作采用的或者是复杂的头戴式设备（如带有 280 个头皮通道的、需要单调且乏味的操作的 BioSemi Active-2），或者是仅有一个通道的设备（如仅在脑皮层左前额区域采集神经响应的 NeuroSky）。Emotiv 头戴式 EEG 采集设备[○]具有性能稳定可靠、用户友好的优点。因此，本书的实验选择 Emotiv 设备实时采集被试的 EEG 信号，旨在开发出交互性更好的脑机接口，进而实现用脑机接口进行控制的应用系统。

信号处理和计算机算法有助于从采集到的 EEG 信号的微弱变化中提取出有意义的信息。信号处理单元包括：预处理（采用基线移除和去噪算法）、特征提取算法（旨在理解 EEG 数据的功率谱），以及分类器。

信号处理之后，便是执行命令，用以控制特定的任务或设备。最后，反馈单元用于调整和适应要求，并发送实时信息给用户。

脑机接口系统不断发展，性能已比过去更加稳定可靠，在许多领域具有良好的应用前景。脑机接口的应用领域包括通信与控制、认知计算、人工视觉、人工听觉、用于恢复记忆的硅认知等。Abdulkader 等编辑整理了脑机接口在不同领域的各种应用，显示出脑机接口在疾病预防、医疗诊断和康复、智能化周围环境、神经营销、娱乐、安防、身份验证等领域的积极作用（Abdulkader 等，2015）。

贯穿本书的一个基于 EEG 的脑机接口应用是：利用有意眨眼产生的 EEG 信号实时控制外部设备。1.2.3 节将讨论与此相关的文献。

1.2.3　基于有意眨眼的脑机接口与控制的研究概况

回溯到 1989 年，Forgarty 和 Stern 证实眨眼是由脑内的信息处理过程引发的，指出眨眼的延迟期可用于启动许多任务。眨眼在 EEG 信号中通常被认为是伪迹，但是如今被大量用作控制信号（Krolak 和 Strumillo，2012）。

Chambayil 等利用与眼动信号相关的峰态系数和信号强度，实现了对虚拟键盘中字符的选择（Chambayil 等，2010）。2012 年，Ning 等人在论文中阐释了如何利用脑机接口实现基于眨眼的电动轮椅的控制，并指出从采集的脑数据中检测出的、由有意眨眼产生的眼电信号可用于控制轮椅（Ning，2012）。

2013 年，Rihana 等采用便携式设备和概率神经网络实现了 EEG 信号的获取、检测，以及从中分类出眨眼数据，并指出脑机接口可用于神经康复（Rihana 等，2013）。Stephygraph 和 Arunkumar 利用眨眼的强度和人的警觉程度，开发了一个无线移动机器人模型，用于四个方向的导航。该实验采用市面有售的单通道采集设备检测眨眼数据，并采用离散傅里叶变换作为信号增强工具（Stephygraph 和 Arunkumar，2016）。2015 年，Belkacem 等使用置于颞部的两个 EEG 传感器，采用

　　○　"头戴式 EEG 采集设备"俗称"脑电帽"。为简洁起见，本书有时也用"脑电帽"一词。——译者注

基于眼动的方法实时控制视频游戏中的角色，该研究采用小波变换来识别眼动信号及其时域特征（Belkacem 等，2015）。

在实时应用场景中，带有视听反馈的控制界面具有巨大的潜在价值。在一个采用 EEG 采集设备 NeuroSky MindWave 的非侵入式脑机接口实验中，一位使用者通过有意眼动实现了虚拟轮椅的移动（Schuh 等，2016）。基于 EEG 的头戴式设备可从脑的左前额区识别出人的专注力水平。这被用于开发防止因疲劳驾驶造成事故的实时解决方案（He 等，2016）。这项研究采用包含 Thinkgear 脑电采集单元、测震仪、陀螺仪和无线传输单元的头部绷带以及 K- 近邻（K-Nearest Neighbors，K-NN）算法检测出基于眨眼的疲劳状态，并发出警报。在另一项研究中，则利用脑的专注力和眨眼动作实现了对四轴飞行器的控制（Song 等，2016）。眨眼信号还被作为生物特征用于身份验证。该研究采用改进的信号处理算法和自回归模型提取眨眼数据（Abo-Zahhad 等，2015）。

尽管已有许多基于眨眼的应用，然而，要想准确识别出人脑信号中微弱的眨眼变化成分，进而将其用于实时控制的应用，还需开展大量的研究，以开发出改进的信号处理算法。本书设定的目标正是为此方向的研究奠定基础。

1.3 本书目标

为了充分利用实时获取的 EEG 信号实现认知分析，进而提高与环境的有效互动，本书设定以下目标：

- 使用具有 14 个通道的 Emotiv 头戴式设备，获取有意眨眼运动产生的基于 EEG 信号的实时神经响应信号。
- 创建稳定可靠的数据库用于数据分析，创建用于控制的基于有意眨眼动作和 EEG 信号的脑机接口。将获得的脑电数据存储为 .edf（European data format）或 .csv（comma separated value）格式的文件，以备后用。
- 采用合适的数据读取函数，将采集的 EEG 信号导入兼容的、用户友好的应用软件 MATLAB。导入后的数据是结构化的，包含来自 14 个头皮电极的信号。
- 开发有效的有限脉冲响应（Finite Impulse Response，FIR）带通滤波器，用于信号预处理，以选出需要的全部 EEG 信号子频带（delta、theta、alpha、beta 和 gamma）。
- 开发消除伪迹和去除基线的算法以及信号处理技术，目的是从获取的 EEG 信号波形中识别出微弱的变化。
- 采用 ERP 分析方法，识别和考查在不同的延迟期内 EEG 信号中与自主运动相关的时域参数，从而清晰地表征在有意眨眼期间前额脑区被激活的情况。绘制头皮脑地形图，以呈现前额区域的电位分布情况。

- 在频域中对 EEG 信号进行认知分析。通过功率谱分析，识别出占主导的子频带。绘制通道频谱头皮脑地形图，以便从中得出有益的结论。

- 探索并实现一个经济实用的、能被大众认可的基于 EEG 的脑机接口，用于控制硬件 / 软件的应用。通过 MATLAB，将捕获的、由有意眨眼引发的 EEG 信号的变动作为触发器，在 Arduino 微控制器的输出端发出" high"⊖信号，从而控制应用系统的电路或设备。

- 测试和验证用 Arduino-Simulink 接口开发的系统。将经过处理后的 EEG 信号及其特征从 MATLAB 文件（.mat）中导入 Simulink，并接到 Arduino 的数字化模块。开发出的 Simulink 模型被配置到 Arduino 微控制器板上，以实现独立的控制应用。

围绕上述设定的目标，本书分为七章进行阐述，旨在使读者能够理解基于 EEG 的脑机接口的相关概念及其在控制领域的各种应用。第 2 章将讨论脑机接口涉及的方方面面，包括脑模式获取方法、信号处理算法，以及各种特征提取和分类技术的细节，还将详细讨论基于 EEG 的脑机接口及其在控制领域的应用。第 3 章将探究市面有售的各类 EEG 头戴式采集设备，以及实时获取有意眨眼 EEG 信号特征的过程，并将创建一个稳定可靠的 EEG 数据库，解释如何将创建的数据库导入兼容的信号处理环境中。第 4 章将论述在时域中如何对 EEG 信号进行认知分析，重点介绍 ERP 分析过程，以识别大脑激活区域。第 5 章将讨论在频域中如何对 EEG 信号进行认知分析，分析 EEG 信号中由眨眼动作产生的主要子频带成分。第 6 章将探讨基于有意眨眼 EEG 的脑机接口的控制应用和其他方面的应用。最后，第 7 章将总结本书的主要贡献，并展望该领域的未来前景。

参考文献

Abdulkader, S.N., Atia, A., Sami, M., Mostafa, M., 2015. Brain computer interfacing: applications and challenges. Egypt. Informat. J. (2), 213–230.

Abo-Zahhad, M., Ahmed, S.M., Abbas, S.N., 2015. A new EEG acquisition protocol for biometric identification using eye blinking signals. Int. J. Intell. Syst. Appl. 06, 48–54. https://doi.org/10.5815/ijisa.2015.06.05.

Allied Market Research, 2015. Brain computer Interface market by type (invasive, non-invasive and partially invasive) and application (communication and control, gaming and entertainment, smart home control and others)—global opportunity analysis and industry. Forecast, 2013–2020. https://www.alliedmarket research.com/brain-computer-interfaces-market. p. 104.

Baek, E.C., Scholz, C., O'Donnell, M.B., Falk, E.B., 2017. The value of sharing information: a neural account of information transmission. Psychol. Sci. 28 (7), 851–861. https://doi.org/

⊖　原书中是" active high"，为了与第 7 章的描述一致，这里改为" high"。——译者注

10.1177/0956797617695073.

Belkacem, A.N., Saetia, S., Zintus-art, K., Shin, D., Kambara, H., Yoshimura, N., Berrached, N., Koike, Y., 2015. Real-time control of a video game using eye movements and two temporal EEG sensors. Comput. Intell. Neurosci. 2015,653639 10 p.https://doi.org/10.1155/2015/653639

Brodal, P., 1992. The Central Nervous System: Structure and Function. Oxford University Press, New York.

Buckner, R., Andrews-Hanna, J., Schacter, D., 2008. The brain's default network: anatomy, function, and relevance to disease. Ann. N. Y. Acad. Sci. 1124, 1–38.

Castaldi, E., Cicchini, G.M., Cinelli, L., Biagi, L., Rizzo, S., Morrone, M.C., 2016. Visual BOLD response in late blind subjects with Argus II retinal prosthesis. PLoS Biol. 14 (10), e1002569. https://doi.org/10.1371/journal.pbio.1002569.

Chambayil, B., Singla, R., Jha, R., 2010. In: Virtual keyboard BCI using eye blinks in EEG, wireless and mobile computing, networking and communications (WiMob). IEEE 6th International Conference. https://doi.org/10.1109/WIMOB.2010.5645025.

Clemente, F., Hakansson, B., Cipriani, C., Wessberg, J., Kulbacka-Ortiz, K., Branemark, R., Fredén Jansson, K.-J., Ortiz-Catalan, M., 2017. Touch and hearing mediate osseoperception. Sci. Rep. 7, 45363. https://doi.org/10.1038/srep45363.

DeBoer, T., Scott, L.S., Nelson, C.A., 2006. Methods of Acquiring and Analyzing Infant EEG and Event-Related Potentials. Psychology Press, London, pp. 5–38.

Dooley, R., 2011. Brainfluence: 100 Ways to Persuade and Convince Consumers With Neuromarketing. Wiley, ISBN: 978-1-118-17594-1. 304 p.

Fogarty, C., Stern, J.A., 1989. Eye movements and blinks: their relationship to higher cognitive processes. Int. J. Psychophysiol. 8 (1), 35–42.

Gilbert, S., Dumontheil, I., Simons, J., Frith, C., Burgess, P., 2007. Wandering minds: the default network and stimulus-independent thought. Sci. Mag. 315 (5810), 393–395.

Graimann, B., Allison, B., Pfurtsheller, G., 2010. Brain-computer interfaces: a gentle introduction. In: The Frontiers Collection. Springer-Verlag, Berlin, Heidelberg. https://doi.org/10.1007/978-3-642-02091-9_1.

He, J., Zhang, Y., Zhang, C., Zhou, M., Han, Y., 2016. A noninvasive real-time solution for driving fatigue detection based on left prefrontal EEG and Eye blink. In: Ascoli, G., Hawrylycz, M., Ali, H., Khazanchi, D., Shi, Y. (Eds.), Brain Informatics and Health. In: BIH 2016. Lecture Notes in Computer Science, vol. 9919. Springer, Cham.

Horikawa, T., Kamitani, Y., 2017. Generic decoding of seen and imagined objects using hierarchical visual features. Nat. Commun. 8, 15037. https://doi.org/10.1038/ncomms15037.

iMotions Guide, 2016. EEG (Electroencephalography): The Complete Pocket Guide. https://imotions.com/blog/eeg/.

Iversen, I.H., Ghanayim, N., Kübler, A., Neumann, N., Birbaumer, N., Kaiser, J., 2008. A brain–computer interface tool to assess cognitive functions in completely paralyzed patients with amyotrophic lateral sclerosis. Clin. Neurophysiol. 119, 2214–2223.

Jatupaiboon, N., Panngum, S., Israsena, P., 2013. Real-time EEG-based happiness detection system. Sci. World J. 618649. 12 p.

Kaiser, J., 2001. Self-initiation of EEG-based communication in paralyzed patients. Clin. Neurophysiol. 112, 551–554.

Kameswara, T., Rajyalakshmi, M., Prasad, T., 2013. An exploration on brain computer interface and its recent trends. Int. J. Adv. Res. Artif. Intell. 1 (8), 17–22.

Karimifardand, S.A., Ahmadian, A., 2007. In: A morphological heart arrhythmia classification using hermitian model of higher-order statistics.Proc. of the 29th Annual International Conference of the IEEE–EMBS, Lyon, France, pp. 3132–3135.

Kim, D.Y., Tanzi, R.E., 2014. Massachusetts General Hospital/ Harvard Medical School, Alzheimer's-in-a-Dish: New Tool for Drug Discovery; Posted on December 9th, 2014 by Dr. Francis Collins. https://directorsblog.nih.gov/2014/12/09/alzheimers-in-a-dish-new-tool-for-drug-discovery/.

Krolak, A., Strumillo, P., 2012. Eye-blink detection system for human-computer interaction. Inf. Soc. 11, 409–419.

Looney, D., Kidmose, P., Mandic, P., 2014. Ear-EEG: user-centered and wearable BCI. Brain-Comput. Interface Res. Biosyst. Biorobot. 6, 41–50.

Lotte, F., Bougrain, L., Clerc, M., 2015. Electroencephalography (EEG)-Based Brain-Computer Interfaces. In: Wiley Encyclopedia of Electrical and Electronics Engineering. Wiley, p. 44.

Luu, T.P., Nakagome, S., He, Y., Contreras-Vidal, J.L., 2017. Real-time EEG-based brain-computer interface to a virtual avatar enhances cortical involvement in human treadmill walking. Sci. Rep. 7(1). https://doi.org/10.1038/s41598-017-09187-0.

Mahajan, R., Bansal, D., Singh, S., 2014. A real time set up for retrieval of emotional states from human neural responses. Int. J. Med. Health Pharm. Biomed. Eng. 8 (3), 142–147.

Marcus, E.R., 2009. A brief history of human brain mapping. Trends Neuro. Sci. 32 (2), 118–126.

Martis, R.J., Acharya, U.R., Chakraborty, C., 2013. Cardiac decision making using higher order spectra. Biomed. Signal Process. Contr. 8 (2), 193–203.

Neubert, F.-X., Mars, R.B., Thomas, A.G., Sallet, J., Rushworth, M.F.S., 2014. Comparison of human ventral frontal cortex areas for cognitive control and language with areas in monkey frontal cortex. Neuron 81 (3), 700. https://doi.org/10.1016/j.neuron.2013.11.012.

Niedermeyer, E., Lopes da Silva, F., 2012. Electroencephalography: Basic Principles, Clinical Applications, and Related Fields, fifth ed. Lippincott Williams & Wilkins (Kindle Edition).

Ning, B., Li, M.-J., Liu, T., Shen, H.-M., Hu, L., Fu, X., 2012. Human brain control of electric wheelchair with eye-blink electroculogram signal. In: Su, C.-Y., Rakheja, S., Liu, H. (Eds.), Intelligent Robotics and Applications. ICIRA 2012, Part I, LNAI. 7506. Springer-Verlag, Berlin, Heidelberg, pp. 579–588.

Oddo, C.M., Mazzoni, A., Spanne, A., Enander, J.M.D., Mogensen, H., Bengtsson, F., Camboni, D., Micera, S., Jörntell, H., 2017. Artificial spatiotemporal touch inputs reveal complementary decoding in neocortical neurons. Sci. Rep. 8, 45898. https://doi.org/10.1038/srep45898.

Pinegger, A., Hiebel, H., Wriessnegger, S.C., Müller-Putz, G.R., 2017. Composing only by thought: novel application of the P300 brain-computer interface. PLoS One 12 (9), e0181584.

Rao, R.P.N., Stocco, A., Bryan, M., Sarma, D., Youngquist, T.M., Wu, J., Prat, C.S., 2014. A direct brain-to-brain interface in humans. PLoS One 9 (11), e111332.

Rihana, S., Damien, P., Moujaess, T., 2013. EEG-eye blink detection system for brain computer interface. In: Pons, J., Torricelli, D., Pajaro, M. (Eds.), Converging Clinical and Engineering Research on Neurorehabilitation. Biosystems & Biorobotics. In: vol. 1. Springer, Berlin, Heidelberg.

Sakkalis, V., 2011. Review of advanced techniques for the estimation of brain connectivity measured with EEG/MEG. Comput. Biol. Med. 41 (12), 1110–1117.

Schuh, A., Campos, M.D.B., Bez, M., Mossmann, J.B., 2016. In: Antona, M., Stephanidis, C. (Eds.), Usability evaluation of a wheelchair virtual simulator controlled by a brain-computer interface: lessons learned to the design process. UAHCI 2016, Part II, LNCS 9738. Springer International Publishing, pp. 92–101.

Science Daily, 2013. Control a Virtual Spacecraft by Thought Alone. University of Essex.www.sciencedaily.com/releases/2013/02/130205101735.htm.

Science Daily, 2017. Click-On Arm Prosthesis Controlled by Patient's Thoughts. Radboud University Nijmegen Medical Centre.www.sciencedaily.com/releases/2017/04/170425093016.htm.

Song, X., Mann, K., Allison, E., Gieder, C., 2016. In: A quadcopter controlled by brain concentration and eye blink.Conference: 2016 IEEE Signal Processing in Medicine and Biology Symposium (SPMB). https://doi.org/10.1109/SPMB.2016.7846875.

Stephygraph, L.R., Arunkumar, N., 2016. In: Suresh, L., Panigrahi, B. (Eds.), Brain-actuated wireless mobile robot control through an adaptive human–machine interface. Proceedings of the International Conference on Soft Computing Systems. Advances in Intelligent Systems and Computing. In: vol. 397. Springer, New Delhi.

Tabot, G.A., Dammann, J.F., Berg, J.A., Tenore, F.V., Boback, J.L., Vogelstein, R.J., Bensmaia, S.J., 2013. Restoring the sense of touch with a prosthetic hand through a brain interface. Proc. Natl. Acad. Sci. USA. https://doi.org/10.1073/pnas.1221113110.

Transparency Market Research, 2016. Brain computer interface market (type—invasive BCI, partially invasive BCI, and non-invasive BCI; technology—electroencephalography (EEG), electrocorticography (ECOG), near infrared spectroscopy (NIRS), functional magnetic resonance imaging (fMRI), and magnetoencephalography (MEG); application—health care, gaming and entertainment, communication, defence and aerospace, and home automation)—global industry analysis, size, share, growth, trends and forecast. pp. 2016–2024.https://www.transparencymarketresearch.com/brain-computer-interface-market.html p. 109.

Wolpaw, J.R., McFarland, D.J., Vaughan, T.M., 2000. Brain-computer interface research at the Wadsworth Center. IEEE Trans. Rehabil. Eng. 8, 222–226.

Yang, Y., Wang, J., Bailer, C., Cherkassky, V., Just, M.A., 2016. Commonality of neural representations of sentences across languages: Predicting brain activation during Portuguese sentence comprehension using an English-based model of brain function. NeuroImage. https://doi.org/10.1016/j.neuroimage.2016.10.029.

基于 EEG 的脑机接口

2.1 引言

认知神经科学的发展促进了 BCI 的交互性能不断提高。采用在人脑与计算机系统之间建立的直接连接，可以开发出各种控制应用和医疗应用，让不同程度的残疾人重新过上高质量的生活。

迄今，BCI 已经有了广泛的应用。这些应用包括神经假肢（机器人手臂或手），以及不用手甚至不用任何肌肉，而仅凭意念就能完成操控的应用。其基本原理是通过识别人脑中不同的神经活动模式，解读出人的想法或感受。这些应用不仅可以帮助患有严重运动功能障碍的残疾人，而且也可以改善健康人的日常生活和工作条件。对于那些患有神经肌肉功能障碍的病人来说，BCI 技术带来了新的希望。

BCI 系统首先获取人的神经响应信号，然后处理所获取的神经信号，目的是将神经响应转为实施操作的控制动作或控制命令。整个系统的开发过程包括一系列处理流程：1）获取脑信号；2）对获取的数据进行预处理、特征提取和分类；3）开发控制接口。因此，BCI 的研究涉及多种学科的方法，综合了许多领域的应用，包括人脑生理学、认知神经学、电子仪器、信号传输、信号处理、模式识别、机器学习等。

设计 BCI 时，需考虑从采集的脑信号中提取和量化时序的和形态的特征，从而推断出被试的意愿，并产生对设备实施操作的控制信号，以实现被试的意愿。一个高效的 BCI 应用系统必须能够快速获取和处理神经响应。

本章将介绍 BCI 的各种相关概念，并详细阐述基于 EEG 开发 BCI 的方法。具体来说，本章将介绍获取大脑活动信息的各种技术（侵入式、非侵入式或部分侵入式）、采集脑活动的时机类型（同步或异步），以及 BCI 的应用类型（医疗或控制）。

人脑的神经网络包含数以亿计的神经元。信号／信息在人脑的神经元与身体的不同部位之间，经由脊髓来回传输。本章将阐释各种神经成像方法的基本原理。这些神经成像方法旨在从各个脑区获取高质量的神经活动数据。

开发神经驱动的 BCI 需要借助电极，以便从大脑皮层的不同区域采集脑信号——电生理或血液动态变化方面的神经响应。涉及电生理脑信号的方法包括 EEG、ECoG 和 MEG。涉及血液动态变化脑信号的方法包括 MRI、fMRI、PET、

SPECT 和 fNIRS。这些各具特色的神经成像方法可以提供许多神经生理信息。

在医疗监护和近年兴起的面向康复的控制应用领域，采用现代化、非侵入式、价格适中的生物仪器 BCI 技术越来越受到重视，因为它不需要做外科手术，而且使用方便。

迄今，BCI 技术已经取得重要突破和宽泛应用。然而，目前的 BCI 技术仍然存在系统架构（硬件）复杂、不方便携带、仪器昂贵、神经信号采集设备自带软件功能有限，以及如何提取最好的特征集以有利于实现面向康复的控制应用等问题。

开发一个高效的基于实时脑活动的 BCI 控制应用系统，常常需要构建健康被试与特定脑认知状态相关的脑信号数据集。BCI 系统需要将脑认知状态转译为由神经驱动的命令，从而实现各类控制应用。因此，如果想开发一个用户友好的、使用方便自然的、可管理的和用户消费得起的 BCI 系统，那么，获取脑信号数据集的 BCI 硬件必须具有的特性是：便携性、可持续使用性（仅需低成本维护）、稳定可靠性，以及与各种开发环境中的辅助技术软件的兼容性。

EEG 是用于 BCI 的最常用的非侵入式神经成像方法之一。其研究重点是如何通过 EEG 捕捉可反映被试认知活动的关键电生理神经响应。作为一种优先考虑的神经成像工具，EEG 受到研究者的广泛关注，因为它具有以下优点：1）非侵入；2）时间分辨率高；3）EEG 采集设备相对其他方法的设备更便携；4）被试不必身处高强度的磁场中。

通过 EEG 对人的神经活动进行认知状态分析，是实现具有认知型 BCI 的应用系统的有效方法。这类应用包括：机器人手臂控制，轮椅移动，通过想象启动任务，自主启动动作或行动，无须手参与而通过神经信号控制的游戏，捕捉人的感觉 / 情感的社会性应用，部分残疾者与外部世界 / 设备进行交流的接口开发，通过思维进行仪器控制（环境控制），等等（Wadeson 和 Nijholt，2015）。

本章主要关注基于 EEG 的 BCI 系统的架构及其设计方法。

2.1.1　基于 EEG 的 BCI 系统架构

BCI 将人的认知神经响应与体外的物理世界联系起来，旨在将被试的意图（想法）转译为用于实时控制设备的信号。为此，一个 BCI 系统通常包括神经信号采集设备和充当接口的计算机。其中，神经信号采集设备用于从人类被试获取电生理活动的模式；计算机用于信号处理，包括特征提取和特征转译，并输出用于具体 BCI 应用的设备控制命令。各个模块及其相互作用由一个有效的控制协议统一协调。该控制协议规定了相应的操作（如开始、结束和运作时序）、信号预处理的说明 / 选择、处理后的操作过程、设备输出命令的类型，以及用于评价 BCI 应用系统整体性能的指标。事实表明，对于患有严重运动功能障碍的病人，这样的 BCI 系统是有效且别具特色的通信控制系统。图 2-1 展现了基于 EEG 的 BCI 系统架构。

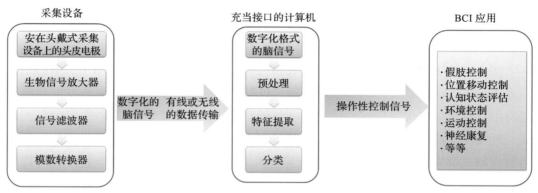

图 2-1 基于 EEG 的 BCI 系统架构

2.1.1.1 信号采集

信号采集过程记录被试的脑活动引发的电生理变化或血液动态变化。通过外科手术（侵入式）或非外科手术（非侵入式）的 BCI 神经成像方法将神经信号记录下来。本书以 EEG 作为重点讨论的神经成像方法。

多种类型的传感器可采集未经处理的原始脑信号。接下来的几节将对此详细介绍。采集到的脑信号需要经过放大处理以增强信号，然后经过滤波去除电源线的干扰和其他不希望得到的电噪声成分，随后通过模数转换器转换为数字格式。简而言之，采集到的脑信号经过放大、数字化后，传入计算机做进一步的信号处理。

2.1.1.2 预处理

预处理包括对采集到的 EEG 数据进行规范化、基线移除、去噪、去除伪迹（如肌电（Electromyography，EMG）：运动神经元的电活动；眼电（Electrooculo-grphy，EOG）：眼动产生的电位），目的是增强获取的原始脑数据的信息，从采集的神经信号中提取出真正需要的信息，并使用数学函数或变换操作对信号进行适当的表示。

预处理的重点在于设计与开发有效的信号获取系统和信号处理系统。在预处理阶段，所获取的神经数据通常先进行滤波处理，然后进行信号变换处理，其根本目的是增强所采集的脑数据的信噪比（Signal-to-Noise Ratio，SNR），以便下一步提取有效表示脑模式的特征。

2.1.1.3 特征提取

特征提取的任务是从预处理后的脑信号数据中，构建出最有利于信号识别且含有丰富信息的简洁特征，即从获取的神经信号中提取出包含线性或非线性特征的低维特征向量，以捕捉和表征与特定神经活动相对应的变化（时间上或形态上的变化）。

特征提取算法采用线性和非线性信号分析技术，构造出包含时域和频域特征的特征向量（Bi 等，2013），通过少数几个称为"特征"的数值来描述脑信号。所提取的特征必须有利于使得"类内"（同类）的不同脑信号具有较小的特征差异，同时使得"类间"（不同类）的脑信号具有较大的特征差异。简而言之，即使得"类内"差异小，"类间"差异大。总之，特征提取过程就是要产生有利于分辨脑信号的特征，从而减少用于分类神经活动所需的信息。

2.1.1.4　分类

分类过程首先从预处理后的神经信号中提取出特征集，然后对获取的神经信号赋以某种类别（Abdulkader 等，2015），这实际上是一个类别映射的过程。该映射利用了不同脑信号的特征之间的差异性和相似性。所赋予的类别标识了与神经信号活动模式相应的类型（如单眼眨眼、双眼眨眼、左手运动、右手运动等）。通过分类，系统便可进一步将提取的特征集转译为可用于操控设备的控制信号。

2.1.1.5　转译为操作控制信号

根据所提取的特征集，由分类过程识别出用户意图后，系统便可通过特征转译算法，产生合适的控制信号。特征转译算法以特征分类为基础，将特征转换为外部设备的控制命令。因此，实际上这一阶段的任务是将识别出的与神经活动相关的脑信号模式的类别，转换为命令信号或控制信号，用于操控所连接的外部设备。例如，识别出的单眼眨眼模式可转译为控制信号 / 命令："开启设备"；双眼眨眼模式可转译为控制信号 / 命令："关闭设备"。这些命令被用来操控所设计的 BCI 应用系统。然而，要想精准而有效地控制设备，特征转译算法必须具有足够的动态性能，以适应或学习特征的瞬时变化。

另外，设备控制模块还向被试提供反馈，以便让被试了解系统识别（分类）神经响应的结果。这有助于引导被试调整或改进相应的神经活动，从而更好地操控所设计的 BCI 应用系统。所设计的 BCI 成功与否取决于用户与 BCI 系统之间是否能相互适应。用户意图与表示脑活动信号的特征之间，必须具有良好的相关性。特征的提取与选择必须考虑正确而有效地操控具体的 BCI 应用（如运动控制、设备控制、移动定位、神经康复、人工视觉、人工听觉等）。

BCI 系统的性能可通过一些性能指标进行评估，如信息传输率（Information Transfer Rate，ITR）、对不同任务 / 状态进行区分的分类准确率，以及通过神经响应使用 BCI 系统或操控设备所需的命令数（Navarro 等，2011）。

接下来的几节将介绍基于 EEG 的 BCI 的研究现状和技术概况，分别讨论 BCI 技术类型、数据获取类型、预处理、特征提取、分类及应用开发。

2.2　BCI 相关技术

通过将神经响应转译为相应的操控命令，BCI 技术可以让残疾人或健康人与体外环境（其他人或辅助设备）进行交流，实现各种基于神经反馈和控制的应用。BCI 应用系统利用的是脑信号和神经系统。采集到的电生理反应或血液动态变化反应，对于 BCI 开发和医疗应用都非常关键（Shibasaki，2008）。

电生理反应来自神经元之间信息交换产生的离子流，可以通过多种方法进行记录，如 EEG、ECoG、MEG，以及皮层内的神经记录方法。采集到的电生理活动来自活跃脑区中神经元的电位振荡。

血液动态变化反应则是通过分析活跃脑区的氧合血红蛋白的水平，识别出活跃脑区。其基本原理是，活跃脑区的血液会以高得多的频率释放葡萄糖和氧，因此，通过测量局部的氧合血红蛋白与去氧血红蛋白比例的变化，可以定量分析相关脑区的活跃水平。基于这种称为血氧水平依赖（Blood-Oxygen-Level-Dependent，BOLD）变化的神经成像方法包括 fMRI、fNIRS、SPECT 和 PET（Laureys 等，2009）。显然，这些方法并不与活跃脑区的神经活动直接相关。

构建 BCI 系统时，可直接从大脑皮层获取电生理反应或血液动态变化反应。根据用于获取脑信号的传感器位置的不同，获取脑信号的方式分为非侵入式、部分侵入式和侵入式。非侵入式方法从头皮表面记录脑的活动。部分侵入式和侵入式方法都是从头皮下的脑皮层组织记录脑信号，但二者侵入脑皮层组织的程度不同。

根据获取脑信号的过程是由计算机主导还是由用户主导，获取脑信号的方式又分为两种：同步的或异步的。

接下来的几小节将详细阐述用于开发 BCI 的各种技术。

2.2.1　侵入式和部分侵入式 BCI 技术

侵入式和部分侵入式 BCI 的信号获取需要进行微电极神经移植手术。它们分别将微电极置于大脑皮层的内部或表面（Abdulkader 等，2015）。皮层内神经记录（在运动皮层区内测量神经活动）和 ECoG（在皮层表面测量神经活动）分别是 BCI 研究中最常用的侵入式和部分侵入式技术。这些神经成像方法具有很高的时间和空间分辨率，因而所记录的脑信号具有较高的信噪比（SNR）。高 SNR 有助于在采集的神经响应中保留详尽的可用于诊断的信息，因而非常适合医疗和神经假肢控制方面的应用（Konrad 和 Shanks，2010）。因此，侵入式和部分侵入式技术尤其适用于重度瘫痪病人神经假肢的开发，因为这样的神经假肢需要高分辨率的神经信号，以有效帮助患者恢复正常生活（Lebedev 和 Nicolelis，2006）。

　　然而，外科移植手术可能导致某些风险，如结疤、感染及身体排斥新物质引发的严重并发症。外科移植手术的另一个主要问题是缺乏灵活性，因为一旦移植，电极仅能检测一小部分脑区，不能移到其他脑区检测神经响应。因此，采用纳米技术开发可移植的纳米电极是一种很好的想法。这种电极可以被安置在横跨不同脑区的阵列中，从而捕获更详细的空间信息。部分侵入式 BCI 技术的空间 / 时间分辨率低于侵入式 BCI 技术，但降低了结疤风险（Lebedev 和 Nicolelis，2006 ；Wolpaw，2003）。

　　下面的几小节将进一步讨论不同类型的侵入式神经成像方法。

2.2.1.1　皮层脑电图

　　皮层脑电图（Electrocorticography，ECoG）将微电极阵列植入大脑皮层表面，记录神经元的电活动，从而获得神经响应信息。与非侵入式的 EEG 相比，ECoG 获取的信号来自更靠近活跃脑区的局部区域，因而具有更高的时空分辨率、信号幅值和频谱带宽（Jinyin 等，2011），而且噪声更低，且没有肌肉运动引起的伪迹。有些以动物为被试的研究得出结论：即使没有任何重新调校，侵入头皮下的电极也可持续数月获得稳定的 ECoG 信号（Chao 等，2010 ；Margalit 等，2003 ；Yuen 等，1987）。

　　BCI 系统获取 ECoG 脑信号后，从中提取出线性和非线性特征，用于对神经响应进行分类。分类类别可能对应各种不同的动作启动、想象动作或有意动作。ECoG 信号具有很高的频谱带宽，含有高达 200 Hz 的频率成分，其中，gamma 频带和事件相关电位（Event-Related Potential，ERP）最常用于刻画神经响应的变化情况。目前，已经开发出各种基于 ECoG 信号的 BCI 应用，一些研究者通过分析 ERP（Levine 等，1999）以及子频带 alpha、belta 和 gamma（Crone 等，1998；Miller 等，2007），成功区分了不同的有意识或无意识的动作，实现了光标控制（Schalk 等，2007），还通过分析 P300 ERP 实现了对义手的控制。

2.2.1.2　皮层内神经元记录

　　皮层内神经元记录的方法通过植入皮层内的单个电极或电极阵列，获取神经元的电活动信号。这些电极的位置非常接近神经信号源，可为后续的神经信号处理提供时间分辨率和空间分辨率都非常高的原始神经信号。然而，这种深度侵入式的方法可能破坏神经元，也可能由于需要在深入移植的电极和记录设备之间通信，导致脑组织阻抗增大，从而使得所记录的信号中包含显著的噪声成分（Polikov 等，2005）。

　　一些皮层内神经元参数，如反映神经元脉冲活动情况的单神经元活动指标 SUA（Single-Unit Activity）和多神经元活动指标 MUA（Multi-Unit Activity），以及通过对神经信号进行低通滤波（<300 Hz）获得的局部场电位（Local Field Potential，LFP），

被广泛用于刻画神经信号的变化情况（Waldert 等，2009）。目前已开发出一些基于植入电极所记录的运动皮层神经响应的控制应用，例如一位神经退行性疾病患者通过机器人手臂实现了对光标的移动控制（Muller 和 Kubler，2007）。

2.2.2 非侵入式 BCI 技术

非侵入式 BCI 信号采集技术采用置于头皮上的传感器探测大脑活动，无须通过神经手术将传感器植入大脑皮层，因此风险极低，而且相当方便安全。然而，脑电的幅值在从大脑皮层到头骨，再从头骨到头皮的传输过程中，会逐渐衰减，使得检测到的信息存在信号损失。

在 BCI 研究中，各种非侵入式神经成像方法包括 EEG、MEG、fMRI、fNIRS、PET、SPECT 等。

2.2.2.1 脑磁图

脑磁图（MEG）是一种非侵入式神经信号采集方法，用以捕捉人脑神经元电活动产生的磁场情况。这种磁场源自神经细胞内电流产生的电磁感应现象（Babiloni 等，2009）。产生这些电流的神经细胞的结构（树突）、邻近的神经细胞，以及细胞群的同步程度是影响总电流大小的主要因素。只有总电流足够大，才能在头部之外被有效检测到。

树突顶部与底部之间的离子通道电位差产生了大幅值的主电流成分。主电流形成的原因在于突触后电位表现出较好的同步性（同时抑制或同时兴奋）。动作电位的持续时间（通常从几十毫秒到数百毫秒）相互重叠且幅值叠加，产生了突触后电位。相似的突触后电位在局部区域内叠加，产生了细胞内总电流。这类电流就称为主电流。主电流是磁场产生的主要原因。主电流的流动引发了经过不同脑组织最终到达头皮表面的次电流。主电流和次电流被在头皮表面记录 MEG 的电极检测到。

MEG 的磁信号通过一种敏感的超导量子干涉设备（Superconducting Quantum Interference Device，SQUID）[⊖]记录。SQUID 可捕捉到大脑中神经振荡产生的微弱磁变化。与 EEG 电极采集的电场相比，MEG 采集的磁场更不易被干扰或破坏，因为磁场能自由穿过脑组织，而电场在穿过脑组织到达头皮的过程中会受到干扰或破坏（Babiloni 等，2009）。然而，MEG 信号可能被外部磁场（如地球磁场）干扰。为了避免这类干扰，实验环境需要有效减弱和屏蔽外部磁场。因此，MEG 的设备并不是便携式设备。

在理想的实验环境中，与 EEG 相比，MEG 捕捉到的神经信号具有更高的时空分辨率，因此其特征集也更精简且更有效。这意味着可以减少训练时间，并可以提升 BCI 的通信速度（Mellinger 等，2007）。MEG 的高时空分辨率特性增强了 BCI

⊖ SQUID 即超导磁力仪。——译者注

定位大脑激活区域的能力（Wang 等，2010）。这得益于使用更多的传感器提高空间分辨率。此外，MEG 可以捕捉到频率超过 40 Hz 的神经信号，而 EEG 一般只能捕捉低于 40 Hz 的神经信号。这些优点促进了基于 MEG 的 BCI 的探索与研究。

尽管 MEG 有以上优点，且特性与 EEG 相近，但是在设计 BCI 时，MEG 并不是首选的脑成像方法。主要原因是 MEG 的采集设备不便携、昂贵且笨重。此外，MEG 分析技术主要关注刺激诱发的神经响应，而非运动神经响应，而且去除 MEG 扫描器伪迹以及从原始 MEG 信号中提取所需信息的信号处理算法仍很初级，且并未被广泛认可。

2.2.2.2　功能性磁共振成像

另一种非侵入式脑成像方法是 fMRI。其原理是用电磁场检测脑皮层局部区域内的血流变化以及血流中含氧水平的变化，将神经活动映射为被激活的脑区，从而实现神经信号源的定位。这个过程的理论依据是：若某个脑区处于活跃状态，则在相关区域（Region Of Interest，ROI）的血流会增大。正是基于这样的原理，fMRI 测量激活脑区血流含氧水平的变化情况。这种变化是一种血液动态变化，通过测量大脑活跃期间血氧水平依赖（BOLD）的变化而得到（Lee 等，2009）。通过测量特定脑组织在活跃期间 BOLD 变化的强弱对比，可知该脑组织中去氧血红蛋白的浓度变化。通常的测量方法是，首先测得一个或多个 ROI 的 BOLD 变化情况，然后计算所有 ROI 的 BOLD 的平均值，或者设计并运用适当的数学函数计算出这些 ROI 的 BOLD 的其他相关关系。

fMRI 响应通过电场强度范围为 3～7 T 的 MRI 扫描器来记录。通过记录被定位的深层脑区发出的神经信号，fMRI 获得的神经信号的空间分辨率非常高（毫米级），这是其他脑成像方法很难做到的。然而，fMRI 的时间分辨率却很低，只有 1～2 秒，而且 fMRI 还需处理 3～6 秒的生理延迟问题。因此，fMRI-BCI 不适合开发需要高速通信的 BCI。遗憾的是，高速通信几乎是所有非诊疗 BCI 应用所要求的。此外，昂贵、非便携、庞大且超重的 fMRI 扫描器还非常容易受到电磁和动作伪迹的干扰。

2.2.2.3　功能性近红外光谱

功能性近红外光谱（fNIRS）是一种基于光谱学的非侵入式脑信号获取方法。它使用近红外光测量在特定大脑活动期间选定的局部皮层的新陈代谢变化。近红外光可渗透到大脑皮层表面 1～3 cm 的深度来测量血流变化（Taga 等，2007）。fNIRS 采集的脑信号的时间分辨率低，而空间分辨率高，但没有基于电磁信号的脑成像方法那么有效。fNIRS 设备相对更便宜，也更便携，然而脑成像能力较低。这种光成像技术不能渗透到大脑皮层的内部区域，在反映特定神经活动相应的血液动态变化方面也存在延迟的问题。此外，头部晃动产生的动作伪迹，以及头发造成的阻碍，都会进一步削弱 fNIRS 的信号质量和所构建 BCI 的性能（Coyle 等，2007）。

2.2.2.4 脑电图

根据 1929 年德国精神病学家 Berger H. Uber 的描述，脑电图（EEG）通过置于不同头皮区域的电极，记录神经电脉冲。根据实验结果，Berger 指出，通过 EEG 采集到的脑电波的频率反映了大脑皮层相应的脑活动情况。电位（微伏级别）相对时间的变化通过去极化无干扰的电极采集，经过放大和数字化后存储下来，可用计算机进行进一步分析。电极的作用相当于头皮与 EEG 采集电路的接口，将数百万神经元之间通信产生的离子流转化为电流。各种商用 EEG 设备的电极数目可能不同，但电极在头皮上分布的位置都遵循同样的原则，即应当有利于采集到大脑皮层各区域（即额叶、颞叶、顶叶和枕叶）的神经响应信号。通常，脑电帽有较多的电极，可用于采集多通道的 EEG 信号。

EEG 是颇受欢迎的非侵入式神经诊断工具，具有较高的时间分辨率，能以较短的时间间隔检测到神经活动变化（Sakkalis，2011）。然而，EEG 的空间分辨率和信噪比都比较低，因为脑信号在从皮层内传到头皮的过程中会衰减。采集到的 EEG 信号的幅值大小取决于神经脉冲源到电极的距离、脉冲的强度，以及脉冲源相对电极的空间方向。文献中有许多针对 EEG 的局限性的处理方法，例如，通过将相邻电极之间的距离从头皮直径的 20% 减少到 10%，从而增加电极数到 256 个，并覆盖更多的大脑区域（额叶、颞叶、顶叶和枕叶）。还有文献指出，在电极位置附近或来自与电极呈 90 度角的皮层组织的高频电位，是所采集的脑信号中的主要成分。这也说明神经元的电活动是高度局部化的，并且采集到的神经信号来自一大群同步激活的神经元。BCI 研究者正试图在保持高信噪比的同时，减少采集脑活动所需的电极数。

总之，目前已有许多 BCI 系统通过头皮电极记录神经元的电活动。ECoG 和皮层内记录神经活动的方法分别需要将微电极阵列植入大脑皮层的表面或内部。MEG 方法记录的是特定神经活动产生的磁场。fMRI 记录的是脑活动引起的血氧水平的微小变化。fNIRS 通过测量血液变动引起的光响应变化，获知脑皮层区域的功能活动情况。所有这些神经成像方法都已成功用于 BCI 的开发。然而，ECoG 和皮层内记录神经活动的方法是侵入式方法，需要植入电极，因而主要考虑的是可靠性、手术过程的安全性、性能的持久性，以及使用的方便性。MEG 和 fMRI 都使用强磁场，成本高，都使用不易携带的大型采集设备，并且采集到的脑信号的时间分辨率低，因而与 EEG 相比，不适合开发高性能的 BCI 控制应用。EEG 是非侵入式神经成像方法，具有较高的时间分辨率，因而适合开发高性能的 BCI 控制应用。表 2-1 详细总结了各种基于电生理或血液动态变化的脑成像方法及其特点。

表 2-1　基于电生理或血液动态变化的脑成像方法

特性	脑响应					
	电生理响应				血液动态响应	
	皮层内神经元记录方法	ECoG	EEG	MEG	fMRI	fNIRS
采集技术	侵入式（电极植入大脑皮层内）	部分侵入式（电极植入大脑皮层表面）	非侵入式（电极置于头皮之上）	非侵入式	非侵入式	非侵入式
时间分辨率	非常高	高	高	中	低	低
空间分辨率	非常高	高	低	中	高	高
信号类型	电信号	电信号	电信号	磁信号	新陈代谢信号	新陈代谢信号
可携带性	可携带的	可携带的	可携带的	不可携带的	不可携带的	可携带的
相关风险	需要手术（有感染风险）	需要手术（有感染风险）	无风险	高磁场	高磁场	不详

2.3　数据获取

　　脑信号的获取对于构建脑机之间的通信非常关键。基于 EEG 的 BCI 系统都包含头戴式 EEG 采集设备或脑电帽，其中安装了电极、生物信号放大器和模数转换器。电极用于捕捉与特定脑活动相应的脑信号。所谓特定脑活动，通常是指特定的思维活动或将注意力集中在某处、执行某些动作、想象某些运动，等等。脑信号通过电极采集后，从电极传至生物信号放大器，以提高神经信号的幅值。经过放大后的脑信号进一步传至模数转换器，进行数字化处理。之后，数字化的脑信号以有线或无线的通信方式，传至计算机进行处理，产生控制信号，实现对特定 BCI 应用的控制。

2.3.1　脑电位

　　大脑皮层的神经活动会引起头颅表面的电场发生变化。数百万相邻的神经元产生的电场变化可以被置于四个脑区（额叶、颞叶、顶叶和枕叶）之上的 EEG 电极捕捉到。影响电位变化的因素有两个：一是大脑皮层中大量神经元树突的突触后兴奋的时间同步性；二是这些神经元中与大脑皮层表面呈垂直方向的神经元对皮层电位的贡献最大。EEG 信号反映了众多神经元的同时兴奋程度，其频率成分在 $1 \sim 100$ Hz 之间，由于幅值非常小（约 $10 \sim 100$ μV），故只有一大群神经元同时活跃时，才能产生在头皮上可采集到的电位。神经元产生的电流需要经过多个神经组织层、头骨和头皮，才能被头皮电极捕捉到。通过 EEG 信号，有可能定位产生电位的神经活动区域，并确定神经活动的强度（Teplan，2002），因此 EEG 信号被成功地应用在 BCI 设计中。用 EEG 测量神经电位有两种常规方法：

- 双极测量：测量两个活跃电极之间的电位差。
- 参考点测量：测量活跃电极与置于耳垂上的非活跃电极之间的电位差。这种方法不易产生伪迹，因而信号的失真较少。

2.3.2　EEG 电极位置的确定

　　EEG 信号通过 EEG 电极采集。EEG 电极一般按照国际标准的 10–20 电极系统置于大脑的头皮上（Jasper，1958），如图 2-2 所示。该系统采用两个参考点确定电极位置：一个参考点是鼻根点（nasion），位于额头下方、鼻子上端与眼睛水平线的交点；另一个参考点是枕骨隆突（inion），位于头骨与颈部之间的一个小的骨头凸起（头骨的底部）。根据 10–20 电极系统，将横截面和中央截面按 10% 和 20% 的间隔标定参考位置，据此可确定电极的位置。电极位置用字母和数字的组合作为标记，代表大脑的不同区域。其中，字母代表脑叶（额叶、颞叶、顶叶和枕叶）："F"代表额叶（frontal），"P"代表顶叶（parietal），"T"代表颞叶（temporal），"O"代表枕叶（occipital），"C"代表中央区域（central），"A"代表听觉区域（auricual）（耳垂），"z"代表中间线。数字代表脑半球位置：偶数代表右半球位置，奇数代表左半球位置。

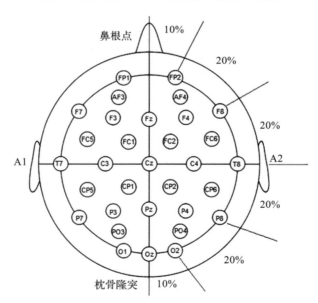

图 2-2　10–20 电极系统中电极的定位

　　至此，我们理解了电极位置是如何确定的。下一步我们来讨论如何采集 EEG 信号。EEG 信号反映采集处的头皮电极与参考头皮电极之间的电位差随时间变化的情况。

2.3.3 EEG 电极

EEG 电极可大致分为两种：针式电极和平面电极。针式电极将针电极植入皮肤下，并附着在带线或不带线的铅块上，记录 EEG 信号。平面电极则更舒适方便，带有微小的可导电的锡盘、银盘、铅盘，或包裹着一层氯化银（AgCl）的镀金细银丝。平面电极安置在一个形似帽子的设备上，呈圆形扁平状或细杯状，直径在 4～10 mm 范围内。杯形电极的中间有孔，配上电解液，便形成金属 - 电解液接口。有黏性的湿电极与皮肤黏附得很好，然而，可能会让被试感觉不舒服。为了确保电极与皮肤之间的电阻低，常使用导电膏或电解液，但用完后应当让电极干燥，以免受潮。这些电极可以是可重复使用的小圆柱电极，也可以是一次性使用的使用少量导电膏或预先注入导电膏的电极。

可重复使用的电极置于头皮上，并在电极与头皮之间注入导电膏。电极小圆柱的材质是锡、金或银。电极的大小与可水洗的、有弹性的头绷带或脑电帽相适应。电极中的导电金属外层有绝缘线，成本适中或较高。

一次性使用的电极的材质是银或氯化银，外面包裹着一层黏性覆盖物，成本较低，适合在没有头发的区域采集 EEG 信号，在有头发的区域则可能由于粘住头发而采集不到 EEG 信号。

研究人员还研制了用于开发 BCI 的干式 EEG 电极和非接触式 EEG 电极。干电极不需要电解液，包含不锈钢薄圆片或微加工硅结构，在刚放置到头皮上时，可能会在电极与皮肤之间有较高的电阻，但是通常在几分钟后，电阻会降下来，主要是由于汗在电极与皮肤之间的潮湿作用。

评价一个信号采集设备的可用性和性能高低的指标通常包括：整体上的舒适性和适用性，以及所采集的生物信号的质量（针对噪声和被试活动是否敏感而言）（Chi 等，2010）。最近的一项研究采用无导电膏的干电极采集 EEG 信号，实现了平均一分钟正确无误地输出 8.76 个字母。采用干电极已能实现每分钟大于 100 比特的高速 BCI 通信（Spüler，2017）。

2.3.4 EEG 信号与节律

采集 EEG 信号大致有三种方式，即常规式 EEG 采集、睡眠式 EEG 采集和自由活动式 EEG 采集。常规式 EEG 采集是最简单的一种方式，将电极根据具体要求置于头皮之上的不同位置。睡眠式 EEG 采集除了采集 EEG，还同时采集心率、呼吸、血氧饱和度、气流和四肢动作。自由活动式 EEG 采集使用便携式采集设备，可以昼夜不停地采集 EEG。

Berger H. Uber（1929）认为，大脑特定的脑活动与 EEG 相应的频率相关。EEG 信号含有五个频带成分，分别称为 delta（0～4 Hz）节律、theta（4～8 Hz）节律、

alpha（8～12 Hz）节律、beta（12～30 Hz）节律和 gamma（>30 Hz）节律。gamma 节律的频率最高，其次是 beta 节律，delta 节律的频率最低。另一种 EEG 节律是 mu 节律，其频率为 10 Hz 左右，幅值较小，约为 50 μV。尽管 mu 节律的频率范围与 alpha 节律类似，但它们的生理基础不同。mu 节律与动作活动密切相关，主要发生在大脑皮层的运动皮层区（Pfurtscheller 等，2006a、b）。gamma 节律很少用于 EEG 信号分析，因为它幅值很低，并且容易受周边电活动（如肌电或眼电）的影响（Müller 等，1996）。然而，高频的 gamma 节律有可能产生高的 ITR 和空间特异性（Darvas 等，2010），因此，在设计高速 BCI 时，受到越来越多的关注。

2.3.5　信号预放大、滤波和模数转换

采集到的 EEG 信号需要放大，以提高神经响应信号的强度。正如前几节讨论的，EEG 采集单元除了包括电极，还包括生物信号放大器、滤波器和模数转换器。在 EEG 采集阶段，信号需要经过预放大（获得足够大的信号幅值）、模拟信号滤波（去除噪声和干扰），以及对放大和滤波后的 EEG 信号进行模数转换。在头皮上采集的神经信号只有微伏级别的极低幅值，其幅值的大小取决于下列参数：

- 信号发生源的神经振荡强度
- 神经元与头皮电极之间的空间方向
- 神经电脉冲源与采集电极之间的距离
- 神经活动源与采集电极之间的脑组织的电性质

生物信号放大器将信号的幅值放大，同时保持信号的高信噪比。信号的 50/60 Hz 的工频干扰，可以通过截止频率低于 50/60 Hz 的低通滤波器去除，当然，也可以通过陷波滤波器去除 50/60 Hz 左右的频率成分，从而保留高频带的 EEG 成分，但这样可能会引起信号的相位被改变。另外，高通滤波器可用于去除由于呼吸产生的低频生物电的电流成分（处于 <0.4 Hz 的频率范围）。滤波后的信号以固定的时间间隔进行采样（用高于想要获得的最大频率成分的两倍的频率进行采样）。之后，用高分辨率的模数转换器，将每个样本转换为等价的数字信号。数字化后的 EEG 信号再传输到计算机，进行后续的信号处理。

2.4　预处理

采集到的 EEG 信号需要进行预处理，目的是去除其中的噪声，增强与所想要获得的信息相关的脑活动模式。除了神经元的电活动，神经信号采集过程还会采集到一些周边组织或器官的电信号和肌肉活动信号。这些不希望获得的信号来自非大脑区域，其在时间上和空间上的变化会"污染"真正想要的神经信号。因此，这些信

号被称为伪迹。伪迹可能降低所设计的 BCI 系统的性能。在进一步处理 EEG 信号之前，识别和去除伪迹非常重要。接下来的几小节，将详细讨论伪迹的分类与去除过程。

2.4.1　EEG 伪迹

EEG 伪迹大致可分为两类，即生理性的（由周边组织或器官产生的电信号和肌肉活动信号）和非生理性的（电磁干扰），如图 2-3 所示。

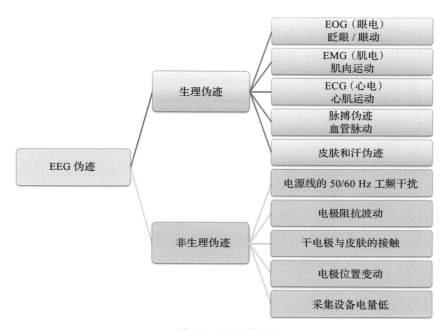

图 2-3　EEG 伪迹

2.4.1.1　生理伪迹

从特定脑区采集的 EEG 信号非常容易受到生物电活动产生的伪迹的影响。这些生物电活动包括：眼电（Electrooculograph，EOG，由非有意识的眼动或眨眼引起）、肌电（Electromyograph，EMG，由 EEG 采集电极附近的肌肉运动或收缩引起）、心电（Electrocardiograph，ECG）伪迹、脉搏伪迹等。

- 眼动（水平或垂直）可能会改变已产生的电场，并产生类似旋转偶极子的电位。眨眼会产生由于电荷变化引起的电位。有意眨眼会产生幅值非常高的脑信号模式，因为带正电荷的角膜与带负电荷的视网膜之间会产生高电位差（Iwasaki 等，2005）。这些眼动伪迹和眨眼伪迹在大脑额叶尤显突出（Fatourechi 等，2007）。

- 心房和心室的扩张和收缩会产生遍布全身的较强的肌肉偶极子，称为心电伪迹（ECG artifact）。这种节律活动会干扰脑信号，幅值可达10倍于EEG的幅值。然而，心电伪迹比较容易被检测到，因为它包含了P-QRS-T复合波形的固定模式。

- 当采集电极置于搏动的血管之上时，会产生另一种类型的伪迹，称为脉搏伪迹。这种伪迹有一种固定的波形，因此容易从采集的EEG中识别出来并加以去除。
- 靠近头皮的肌肉运动，如脸部肌肉运动、颈部肌肉运动、下颌蠕动，以及头动和身体运动，会在颞叶和额叶产生肌肉运动伪迹（Keren等，2010）。
- 皮肤电位的变化会在EEG中引发低频（0.2～1 Hz）的不规则模式，称为皮肤和汗伪迹。此外，由于皮肤和汗腺的电活动，出汗过程可能在不同的头皮电极上引发同步电位变化。

2.4.1.2 非生理伪迹

所采集的EEG信号被"污染"的主要原因来自外部的电磁场源，如电源线的50/60 Hz的工频干扰、电极阻抗的变化、电缆移动、电量低等。

- 电源线的50/60 Hz的工频干扰来自50/60 Hz的交流电源，如来自电器设备和主要的电源线，因此，需要正确屏蔽交流电源且正确接地。
- 高频电磁波（无线电/微波）也会产生大于10 kHz的伪迹。这些电磁波在解调过程中转为低频波时，会干扰低频的EEG模式。
- 脚摩擦、鞋子顶住地面和双手相互摩擦都可能产生较大的干扰电位，因为此时在用户与EEG采集设备之间的接地电流会有额外的增长。
- 受损电极、干电极与皮肤接触不良、非接触式生物电传感器、参考部位的滑动、电缆接头不良等因素都可能在EEG脑信号模式中产生陡增或陡降的电位。
- EEG电极相对头部的移动，以及由此产生的摩擦都会产生EEG伪迹。电极的横向移动会引起皮肤－电极之间阻抗的变化，还会产生震动，因此需要小心以避免此类偏差。电极的侧向移动可能会在电极表面产生摩擦而产生摩擦电荷。当电极的接触性能不良时，这类伪迹尤其明显。
- 除了上述的外部伪迹源，某些内部伪迹源可能会引起击点状的、闪烁的或热型的噪声，从而在采集的脑电位中引起变化。

2.4.2 EEG 伪迹去除

检测EEG信号中的伪迹，需要仔细分析特定时间段内的脑信号，并用幅值的阈值识别伪迹。例如，与EEG模式相比，肌肉伪迹的持续时间很短，但无论在时间上还是在空间上，肌肉伪迹本质上都具有随机性。要想去除这类随机性的伪迹，可将一组信号进行平均，然后进行低通滤波处理。对于一些外源性伪迹，如皮肤与汗伪迹，可通过控制实验环境的温度、在放置电极到头皮位置之前处理被试皮肤等方法去除。电极滑动伪迹的影响则可以通过使用更好的 EEG 采集设备来减少。这里，更好的 EEG 采集设备意味着电极佩戴更舒适，并且电极的大小和重量都经过精心的设计。

　　要想提取所需的脑活动信息，对采集到的脑信号进行预处理之前，伪迹识别是非常关键的一步。如上所述，伪迹识别可通过在特定的时间段内，仔细分析所采集的 EEG 信号，并应用幅值的阈值算法来实现。伪迹识别之后，常对 EEG 数据进行滤波和分段处理，以去除不良数据。这种滤波和分段处理被称为 EEG 切分（epoching）。其目的是在某个频率范围内，分离出并最大化特定时间段内与特定脑活动相关联的 EEG 采样数据。此过程需将多个 EEG 数据进行平均。这样的平均化处理也简化了后续的特征提取与分类工作。

　　EEG 信号有意义的频率成分通常在 0.2～40 Hz 范围内。根据所需要获得的频率响应成分，可以设计四种类型的滤波器，即低通（低于截止频率的频率成分通过）滤波器、高通（高于截止频率的频率成分通过）滤波器、带通（只有所需要的频带内的频率成分通过）滤波器和带阻（限制某频带内的频率成分通过）滤波器。其中，带通滤波器可以去除所需的频率范围之外的噪声信号。接下来，对滤波后的数据进行分段，采用滑动时间窗对连续的 EEG 数据进行分割，从而获得若干个 EEG 数据段，以便进一步分析。在此阶段，EEG 采集时产生的基线漂移也被去除。此过程的目的是获得小时间片段内的准稳态 EEG 数据段。数据分段之后再进行第二次伪迹去除。这需要设计合适的时序滤波器和空间滤波器，以去除大幅值（通常大于 1 mV）的伪迹和超过 200 μV 的 EEG 信号幅值。图 2-4 显示了用于预处理的各类时序滤波器和空间滤波器。

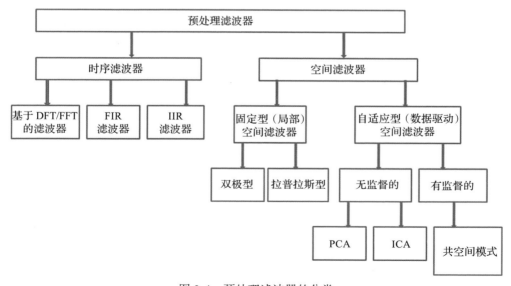

图 2-4　预处理滤波器的分类

2.4.2.1   使用时序滤波器去除伪迹

使用时序滤波器预处理脑信号的目的是挑选出 EEG 信号中研究者所关心的特定频带信息。例如，一个捕捉 EEG 运动节律的脑机接口通常需要捕捉处于 8～30 Hz 频率范围的 mu 节律和 beta 节律，因此需要带通时序滤波器，以选出想要的频带成分。时序滤波器也用于去除由于电源线干扰和电极极化而产生的伪迹。

实现时序滤波器的技术有下列三种：

- 离散傅里叶变换（DFT）/快速傅里叶变换（FFT）
- 有限脉冲响应（Finite Impulse Response，FIR）滤波器
- 无限脉冲响应（Infinite Impulse Response，IIR）滤波器

DFT 可用于过滤持续时间长的脑信号。方法是去除所有非感兴趣频率的 DFT 系数，其处理流程如图 2-5 所示。首先，对输入的 EEG 时序信号 $s(n)$ 进行 DFT 处理。所得结果 $s(f)$ 是一个频率域的序列。该序列的每个值是 N 个样本点在特定频率 f 上的累加和 $s(n)$。接着，进行过滤操作，即去除不需要的 DFT 系数[⊖]。最后，采用逆 DFT 操作，将信号由频域变换回时域，得到过滤后的 EEG 信号。这些过滤操作可用快速傅里叶变换 FFT 实现（Birvinskas 等，2013）。

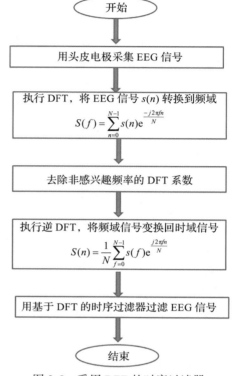

图 2-5   采用 DFT 的时序过滤器

时序过滤还可用 FIR 或 IIR 过滤器实现。无反馈的 FIR 过滤器利用采集的 EEG 时序信号 $s(n)$ 过去时刻的 M 个输入样本点，产生过滤后的 EEG 信号 $s(n)_{\text{FIR}}$，如下式：

$$s(n)_{\text{FIR}} = \sum_{k=0}^{M-1} a_k s(n-k) \tag{2-1}$$

其中 $\{a_k\}$ 表示过滤器系数。

类似地，有反馈的 IIR 过滤器除了利用原始 EEG 时序信号 $s(n)$ 过去时刻的 M 个输入样本点，还利用过去时刻的（$N-1$）[⊜]个输出样本点，如下式：

⊖ 原文中是 " removing unwanted filter coefficients"，即 "去除不想要的过滤器系数"。译文中将 "过滤器系数" 改为 "DFT 系数"。译者认为改动后的含义更准确，也与图 2-5 中的原文一致。——译者注

⊜ 原文中是 N 而不是 $N-1$。从公式（2-2）中可以看出，应该是 $N-1$。——译者注

$$s(n)_{\text{IIR}} = \sum_{k=0}^{M-1} a_k s(n-k) + \sum_{k=1}^{N-1} b_k s(n-k)_{\text{IIR}} \qquad （2\text{-}2）$$

其中 $\{a_k\}$ 和 $\{b_k\}$ 表示过滤器系数。

与 FIR 过滤器相比，IIR 过滤器可使用更少的过滤器系数实现过滤（Smith，1999）。

2.4.2.2　使用空间滤波器去除伪迹

空间滤波的目的是降低信号的维度，但保留信号中对于分类有用的信息。空间滤波通过去除相邻通道的冗余信息来实现。设计 EEG 信号的空间过滤器的目的是，从 EEG 信号中提取出最感兴趣的信息。因此，首先需要选择电极。选出的电极应当能提供所关心的神经生理活动的信息，其他电极被认为会产生噪声或干扰信号。然后，需要对选定的电极赋以权重，并对这些电极的 EEG 信号进行加权求和，从而实现空间过滤。如前所述，额叶电极常用于获取与眼动 / 眨眼相关的脑信号变化成分。如果希望从获取的 EEG 信号中去除这类伪迹，则需要从 EEG 信号中分离并去除来自额叶电极的高幅值变化的独立成分。因此，空间滤波器可以提升局部脑信号的质量，抑制来自空间域的干扰。

空间滤波将所有通道的 EEG 信号进行加权线性组合，得到若干个新的通道信号，产生的过滤后信号定义为：

$$\hat{S} = \sum_i W_i S_i = WS \qquad （2\text{-}3）$$

其中 $\hat{S}$ 是空间滤波后的 EEG 信号；S_i 是通道 i 采集的 EEG 信号；W_i 是赋予通道 i 的权值；S 是从所有通道采集的 EEG 信号所构成的矩阵。

显然，空间滤波有利于降维，即经过空间滤波后的 EEG 信号（更相关的信号）的通道数比原来（来自所有通道）的 EEG 信号的通道数更少。此外，潜在的脑区活动会影响所采集的 EEG 信号的质量，因此，来自不同脑区的信号会相互干扰，造成原始的 EEG 信号不清晰。空间滤波有助于发现神经信号传播到不同 EEG 通道上的相关神经信息。McFarland 等（1997）很好地解释了有效选择和实现空间滤波器对于提高 EEG 信号的信噪比，从而提高基于 EEG 的 BCI 的准确率和速度的重要性。

根据对各个 EEG 通道赋以权值方式的不同，空间滤波器大致可分为固定型和自适应型两类滤波器。固定型滤波器采用人为事先确定的权值，其原理是分析所采集的神经生理信号的规律，从而减少由于脑区相互干扰产生的局部背景噪声和干扰效应（McFarland 等,1997）。自适应型空间滤波器则是让系统自适应地优化权值，其原理是将采集的一部分 EEG 信号作为训练样本，并根据训练样本自动优化权值。

固定型空间滤波器可分为双极型和拉普拉斯型（图 2-4）。双极型空间滤波器计算相邻两个 EEG 通道的信号之差，定义为：

$$\hat{S}_i = S_j - S_k \tag{2-4}$$

其中 $\hat{S}_i$ 是通道 i 过滤后的电位信号；S_j 和 S_k 分别是通道 j 和通道 k 的电位信号；(j, k) 是通道 i 的两个相邻通道。例如，图 2-6 中通道 AF3 的双极型过滤器由式（2-5）定义如下：

$$AF3_{bipolar} = FP1 - F3 \tag{2-5}$$

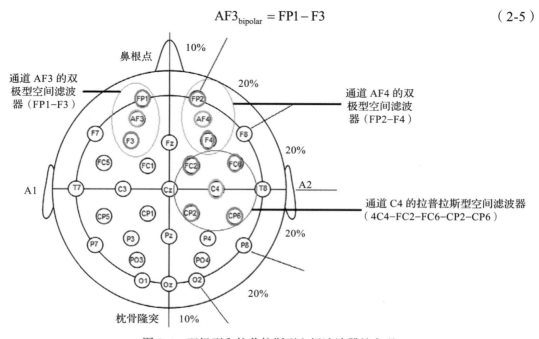

图 2-6　双极型和拉普拉斯型空间滤波器的实现

拉普拉斯型空间滤波器则计算选定通道的 EEG 信号的 4 倍信号与其周围四个通道的 EEG 信号之差，定义为：

$$\hat{S}_i = 4S_i - \sum_{j=1}^{4} S_j \tag{2-6}$$

其中，$\hat{S}_i$ 和 S_i 分别表示空间过滤后和空间过滤前通道 i 的 EEG 信号，与通道 i 相邻的四个通道分别用 j 的 4 个值表示。例如，在图 2-6 中，通道 C4 的拉普拉斯型空间过滤器由式（2-7）定义：

$$C4_{laplacian} = 4 \times C4 - FC2 - FC6 - CP2 - CP6 \tag{2-7}$$

这里，通道 C4 作为中央通道，空间过滤的结果是通道 C4 和它周围的四个通道 FC2、FC6、CP2 和 CP6 的加权组合。

与固定型空间过滤器不同，自适应型空间滤波器根据训练样本，自动地给每个头皮通道的信号赋权值（而不是像固定型空间滤波器那样采用固定的权值）。如果与有监督的学习（EEG 训练数据具有类别标签）或无监督的学习（EEG 训练数据没有类别标签）相结合，则空间滤波器可得到优化。无监督空间滤波器的实现涉及两项技术：主成分分析（Principal Component Analysis，PCA）和独立成分分析（Independent Component Analysis，ICA）。PCA 基于对输入 EEG 信号的方差进行排序；ICA 则通过计算统计意义上的独立成分来过滤数据（Kachenoura 等，2008；Tangermann 等，2009）。

　　PCA 将与输入 EEG 数据集最相关的信号成分按方差递减的顺序进行排序，即第一主成分具有最大的方差。这意味着，第一主成分含有最大活动信息，其次是第二主成分、第三主成分等。通过这样的排序，可以从神经响应信号中分离出不同的成分，便于将较少意义的成分去除，而将最能展示信号动态特性的少数几个最有意义的成分保留，并构成新的数据集。新的数据集既降低了 EEG 数据的维度，又通过去除噪声增强了信噪比。所以，PCA 可用于识别和去除伪迹成分，从而降低特征向量的维度（Boye 等，2008）。

　　除了 PCA，ICA 也是一种分离技术。ICA 可以从线性 / 非线性 EEG 数据集中分离出统计意义上的独立成分。因此，ICA 可从采集的反映大脑多个认知 / 控制活动的 EEG 数据集中识别出伪迹成分。ICA 分离技术基于这样的事实：不同的伪迹相互之间通常是统计独立的。ICA 非常适合去除或减弱 EEG 数据集中的眼动伪迹（Flexer 等，2005；Gao 等，2010）和周围 EMG 活动的影响（Fatourechi 等，2007）。

　　PCA 和 ICA 都基于无监督的学习，而共空间模式（Common Spatial Pattern，CSP）算法则基于有监督的学习。CSP 将多通道 EEG 数据集转换到新域，使得在该新域中，不同类的数据之间的差异更明显，而相似性更小。CSP 大多用于所采集的脑信号为两类的情况。从空间过滤的角度看，经 CSP 过滤产生的 EEG 信号的特点是：对于过滤后的两类 EEG 信号，属于其中一类的 EEG 信号的方差较大，而属于另一类的 EEG 信号的方差较小（Ramoser 等，2000）。两类之间的这种差异是在对这两类具有可区分性的频带功率上捕捉到的。或者说，两类之间的差异反映在对这两类具有可区分性的频带功率上[⊖]。基于 CSP 的空间滤波的实现方法是将下列函数最大化：

$$\text{CSP}(w) = \frac{w S_1 S_1^\text{T} w^\text{T}}{w S_2 S_2^\text{T} w^\text{T}} = \frac{w C_1 w^\text{T}}{w C_2 w^\text{T}} \qquad (2\text{-}8)$$

其中 T 表示转置；S_i 表示属于类 i 的经带通滤波后的信号构成的训练矩阵（行代表通

　　⊖　此句为译者所加，目的是帮助读者理解。——译者注

道，列代表样本）；C_i 代表类 i 的每个试验的平均空间协方差矩阵。

这里，wS_i 表示属于类 i 的空间过滤后的 EEG 信号，$wS_iS_i^Tw^T$ 表示属于类 i 的空间过滤后的 EEG 信号的方差。最大化函数 CSP(w) 的目的是使得空间过滤后的不同类的 EEG 信号之间在特定子频带功率上的差别最大化（Blankertz 等，2008）。

基于 CSP 的空间滤波器的优点包括：计算效率高、易于实现、非常适用于基于 ERD 和 ERS 的 BCI，以及根据其捕捉到的空间信息可以实现较高的分类性能。然而，CSP 不能捕捉到输入 EEG 数据的空间详情，并且容易受到 EEG 数据中大多数非稳定和随机的噪声变化的影响。此外，在训练过程中，当训练样本较少时，CSP 容易受到过拟合训练的影响（Gross-Wentrup 和 Buss，2008）。利用基于 CSP 的过滤器，同步 BCI 的分类精度可以得到改善，因为同步的 BCI 信号只在规定的时间内被处理。然而，异步 BCI 的分类精度却不能得到改善，因为 EEG 信号本质上是非稳定的。

总之，与所获得的原始 EEG 信号相比，利用（固定型或自适应型）空间滤波器，从空间滤波后的 EEG 信号中提取特征，可以提高所设计的 BCI 的分类性能（McFarland 等，1997）。此外，研究还发现，使用有监督的自适应型共空间滤波器，可以达到最好的分类性能。然而，对于运动想象任务的 EEG 数据，固定型的拉普拉斯型空间滤波器和无监督自适应型的 ICA 滤波器也能达到相似的分类性能。

2.5　特征提取

特征提取是用一些称为特征（feature）的能代表信号的数值，描述采集到并经过预处理的 EEG 信号。这些特征常用一个特征向量来表示。特征提取算法的目的是将多通道 EEG 数据集转换为一个有意义的且维数更少的特征向量，从而便于为开发操控 BCI 的命令而进行的脑模式识别和分类。EEG 信号具有非线性性、非高斯性和非稳定性。因此，为了研究 EEG 信号在不同频带上的节律活动，需要提取 EEG 信号的非线性频率特征和线性时序特征。如此，所获得的 EEG 信号就可以通过与幅值相关的特征和与频率相关的特征构成的特征集来表示。大体而言，具有这类性质（非线性性、非高斯性和非稳定性）（参见图 2-7）的 EEG 信号可以在下述四个不同的域中进行表示：

- EEG 信号的时域表示
- EEG 信号的频域表示
- EEG 信号的时－频域表示（混合技术）
- EEG 信号的空间域表示

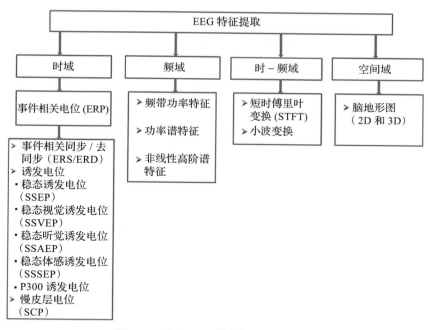

图 2-7   用于 EEG 特征提取的四种域

2.5.1   EEG 信号的时域表示

用头皮电极采集的 EEG 信号和用采集设备放大的 EEG 信号都在时域中表示。时域分析时，神经生理信号在时间上的变化情况被作为特征，用以描述带有精确时间标记的 EEG 信号。这类特征包括从所采集的 EEG 信号中提取的、与峰值或持续时间相关的信息，反映了信号随时间的变化。在时域中，表征脑信号最重要且应用最多的特征是 ERP。这类特征是以 epoch（小段 EEG 数据）为基础提取的，目的是进行后续的信号分析。最有意义且最相关的 epoch 可以通过将多个不同的试验数据进行平均（统计处理）来产生，以平抑出现在多个不同试验中的相位不一致的背景振荡信号。

ERP 是由感觉、认知、运动或受刺激的大脑活动引起的锁时（time-locked）EEG 信号，用于研究神经活动与心理生理学方面的相关性。由于是在有外部刺激，或被试执行某种认知活动时记录的基于事件的活动，故所记录的脑电位称为事件相关电位（ERP）。ERP 的电位幅值非常小（小于 1 μV 或几微伏），因此很难被观察到。然而，将多个不同的信号进行平均后，可以比较清晰地观察到 ERP。ERP 可分为以下几类：

- 事件相关同步 / 去同步（Event Related Synchronization/Desynchronization，ERS/ERD）
- 诱发电位（Evoked Potential，EP）
  - 稳态诱发电位（Steady State Evoked Potential，SSEP）

- ■ 稳态视觉诱发电位（Steady State Visually Evoked Potential，SSVEP）
- ■ 稳态听觉诱发电位（Steady State Auditory Evoked Potential，SSAEP）
- ■ 稳态体感诱发电位（Steady State Somatosensory Evoked Potential，SSSEP）
- ■ P300 诱发电位
- • 慢皮层电位（Slow Cortical Potential，SCP）

2.5.1.1　事件相关同步 / 去同步

一类常用于与运动想象或有意识运动相关的 BCI 的 ERP 是 ERS 和 ERD。术语 ERS 的含义是：大脑中由于神经细胞之间的同步性增强，引起 EEG 某个频带的功率 / 幅值增大。术语 ERD 则指相反的情况：大脑中由于神经细胞之间的同步性受到抑制，引起 EEG 某个频带的功率 / 幅值减小。任何有意识运动（眼、肢体、手等的运动）、运动前的准备或想象任何运动，都会导致初级运动皮层和次级运动皮层的神经活动发生变化。脑活动的这种神经信号的振荡变化，表现为从运动皮层采集的感觉运动节律（Sensorimotor Rhythm，SMR）的变化。按不同的频带，脑活动分为 delta、theta、alpha、beta 和 gamma 活动节律。虽然 gamma 节律很难用将电极置于头皮的非侵入式神经成像方法检测到，但是 gamma 节律常作为侵入式 BCI 的分析参数。ERS 和 ERD 模式常用于表征脑皮层运动区的脑活动的变化情况。ERS 模式表示在特定子频带（delta、theta、alpha、beta 或 gamma）的神经活动振荡的增强，而 ERD 则恰好相反，表示神经活动振荡的减弱。因此，通过分析相关皮层区域的 ERS/ERD 模式，可以分类和识别不同的运动动作或运动想象任务。然而，要获得区分度好的 ERD/ERS 模式，相关的大脑皮层区域必须足够大，这就要求被识别的脑活动信号相对背景 EEG 信号必须有显著的不同。例如，手、舌头和脚相关的皮层区域位于不同的脑区且区域较大，足以产生显著的 ERS/ERD 模式（Schlögel 等，2015）。利用这些部位的实际动作或想象动作的 BCI 的优点是，不需要被试执行任何与外部刺激相关的任务。

2.5.1.2　诱发电位

从神经系统采集脑活动信号时，如果给被试提供刺激（视觉的、听觉的、体感的等），那么采集到的便是诱发电位。诱发电位分为外源性和内源性两种。在设计外源性 BCI 时，需要捕捉由于某种外部刺激（如听觉刺激或视觉刺激）所引发的神经活动（Kleber 和 Birbaumer，2005）。构建这类系统可以仅用一个 EEG 通道，而且被试也不需要接受特别的训练。与外源性 BCI 不同，内源性 BCI 独立于外部刺激，是基于自我调整产生的大脑活动模式。这种自我调整通过执行心理认知活动来实现，因此被试需要借助神经反馈进行自我训练，以产生特定的脑节律。

通过某种固定频率的刺激所诱发的电位称为稳态诱发电位（SSEP）。稳态响应可以是由快速听觉刺激产生的稳态听觉诱发电位（SSAEP），也可以是由快速视觉刺激产生的稳态视觉诱发电位（SSVEP），还可以是由快速体感刺激产生的稳态体感诱发电位（SSSEP）。例如，视觉刺激会在视觉皮层产生相应的脑活动，因而通过置于视觉皮层上的头皮电极可以采集到视觉诱发电位（Visual Evoked Potential，VEP）（Yijun 等，2006）。如果刺激在视场附近，则可以获得较高幅值的 VEP。VEP 可以通过不同样式的刺激来获得，如闪烁刺激（在屏幕上闪烁数字以产生 SSVEP）、图像模式（格子结构图或点阵图）、基于发光二极管（Light Emitting Diode，LED）或液晶显示屏（Liquid Crystal Display，LCD）的闪光、模式反转等（Odom 等，2004）。当被试注视这类刺激时，会在视觉皮层诱发视觉电位。这种 BCI 属于外源性 BCI，仅需要很少的被试训练。

P300 是一种典型的内源性诱发电位。它是在一种特殊的刺激出现后大约 250 ms 时诱发的正 ERP 成分。这种特殊的刺激是具有某种意义的听觉、视觉或体感刺激，混在许多普通刺激中，并以小概率的方式出现（Iversen 等，2008）。P300 通常可以在中央皮层或顶叶观察到，因为这种延迟出现的正 ERP 成分是被试自己对刺激有所意识后所产生的反应，而不是刺激本身诱发的。出现频率越低的刺激所诱发的 P300 幅值越大。在开发 BCI 时，P300 的幅值和持续时间可作为时序特征，以探知认知、听觉、视觉或体感的神经活动。然而，随着被试对小概率事件逐渐适应，P300 的幅值可能会降低，从而减弱所设计的 BCI 系统的性能。利用 P300 诱发电位，已经成功开发出各种 BCI 应用，如轮椅控制（Tanaka 等，2005）、互联网浏览器控制（Mugler 等，2010）、P300 拼写器（Brunner 等，2010）等。P300 诱发电位的主要优点是被试仅需要很少的训练，从而能让新用户很快使用基于 P300 的应用系统。

2.5.1.3　慢皮层电位

另外一种 ERP 是大脑皮层电活动中缓慢变化的事件相关电位，称为慢皮层电位（SCP）。SCP 源自某些神经细胞树突群的同步变化，可分为负 SCP 和正 SCP。电位同步增强，会增强皮层活动，产生负 SCP；相反，电位去同步增强，会减少皮层活动，产生正 SCP（Hinterberger 等，2004）。借助神经反馈，用户可以学会让自己的大脑产生由意识控制的 SCP。这种 SCP 可以被有效地检测到，并用于控制外部设备，如控制屏幕上的光标移动（Hinterberger 等，2004），即光标垂直方向的移动通过 SCP 的幅值变化进行控制，而光标水平方向的移动通过与 SCP 持续时间相关的信息进行控制。

综上所述，EEG 的时域特征常用于开发 BCI。然而，由于 EEG 的幅值低（微伏级）且采集的信号中背景活动信号占主导，因而从相关的神经活动响应中检测出 ERP 非常困难。此外，这类特征仅提供了时序信息，不能反映所采集 EEG 信号的形态特征。这些局限性可利用频率域的功率谱密度（Power Spectral Density，PSD）技术克服。

2.5.2 EEG 信号的频域表示

对所采集的 EEG 信号进行傅里叶变换，可以实现其频域表示。在频域中，表征神经信号的特征是 EEG 的子频带功率和反映特定 EEG 频带功率变化的 PSD。通常用 FFT 绘制出所采集的 EEG 信号的频谱，以发现在特定频率处的幅值调制情况。

2.5.2.1 频带功率特征

EEG 信号中含有多个子频带成分，包括 delta、theta、alpha、beta 和 gamma。若要计算某个频带的特征，首先要设计并使用针对该频带的带通过滤器，然后将过滤器的输出值进行平方，最后将多个信号的相应值进行平均。例如，在运动想象任务中，两个广泛用于提取频带功率特征的频带是 mu 频带（8～12 Hz）和 beta 频带（13～30 Hz）。利用频带功率特征的 BCI 能否成功，主要取决于这些主导频带被控制的精度。Pfurtscheller 和 Neuper（2011）利用 mu 频带和 beta 频带的功率成功实现了运动想象的分类。Palaniappan（2005）、Yamanaka 和 Yamamoto（2010）在认知任务的分类中也使用了频带功率特征。频带功率特征仅捕捉所选定频带的功率信息，与之不同的另一种频域技术是 PSD。PSD 将整个 EEG 信号切分为若干小段，然后计算每个小段上的功率信息[⊖]。因此，PSD 能提取 EEG 信号更全面的频率信息。

2.5.2.2 PSD 特征

PSD 也常被称为功率谱（power spectrum），是在开发 BCI 时应用最广泛的特征，用以识别相关的神经活动（Unde 和 Shriram，2014）。PSD 估计输入 EEG 信号在特定频率范围内的功率分布，反映特定神经活动在整个选定频率范围的信息，可表示为 EEG 信号的自相关信号的傅里叶变换。用 PSD 提取的频率信息，对于不同的分类器，也可能保持不同神经活动之间的可分性（Hu 等，2006）。可用周期图法计算输入 EEG 信号的 PSD，如图 2-8 所示。

使用周期图法估计功率谱时，首先用窗口（window）将输入 EEG 信号分为若干个相互重叠的小数据段（epoch）；然后计算每个 epoch 的 DFT，并对 DFT 的结果值进行平方；最后，将相互重叠的 epoch 的结果进行平均，得到

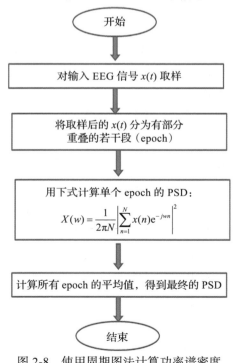

图 2-8 使用周期图法计算功率谱密度

⊖ 此处是按原文翻译。PSD 具体的计算过程见下文。——译者注

PSD。EEG 的窗口越宽，能产生越好的频率分辨率。另一种技术——自回归（Auto Regressive，AR）模型，也可以实现 PSD 估计。这需要计算每个 EEG 窗口的 AR 参数，以实现与原神经活动的关联。

2.5.3　EEG 信号的时 - 频域表示

神经信号同时具有时域和频域的特性。因此，在开发 BCI 时，表征神经生理信号可以同时使用时域和频域的混合特征。在时 - 频域中表示 EEG 信号的优点是，能反映出信号在时间上和频谱上的随机变化。而传统的频域技术表征信号的变化是基于输入 EEG 信号是准稳态的假设⊖。EEG 信号的时频特征可以通过短时傅里叶变换（Short-Time Fourier Transform，STFT）或小波变换获得。

2.5.3.1　短时傅里叶变换

对于相互重叠的 EEG 数据段，STFT 可以确定其中与频率和相位相关的信息。输入 EEG 信号 $s(n)$ 的 STFT 如下式所示：

$$\hat{S}(n, w) = \sum_{n=-\infty}^{\infty} s(n)w(n)\mathrm{e}^{-jwn} \qquad (2\text{-}9)$$

计算过程首先选定一个持续时间短的非零窗口函数 $w(n)$，并将窗口函数与输入 EEG 信号相乘，然后对窗口处理后的 EEG 信号进行傅里叶变换（Zabidi 等，2012）。固定尺寸的窗口对所有 EEG 子频带都有相似的时间和频率分辨率。然而，对于高频数据，通常希望时间分辨率更高，以便更有效地分析高频的低幅值信号。适应性更强的小波分析技术可以克服此类局限性。

2.5.3.2　小波变换

小波变换也可用于估计输入 EEG 信号的功率谱，而且其估计结果同时含有选定的 EEG 子数据段的时间和频率信息。小波变换使用小波函数集，在多个不同的时间和频率分辨率上同时分析脑信号的时间和频率信息。因此，采用小波变换就可以实现所希望的分析：对高频的低幅值数据段，用高的时间分辨率分析；而对低频的高幅值数据段，用高的频谱分辨率分析。小波函数的良好性质使其成为分析 EEG 信号的有效工具。已有多种不同的小波函数集被有效地用于开发 BCI 系统，例如，Morlet 小波（Wang 等，2010）、Daubechies 小波、墨西哥帽小波等。

2.5.4　EEG 信号的空间域表示

提取空间域特征的目的是：通过绘制脑地形图模式，识别产生特定神经活动的脑区。这有助于选择和将注意力集中在特定的头皮电极 / 通道，因为它们是特定神经活动信号的主要来源。例如，人脑的二维或三维脑地形图显示电位在整个头皮区

⊖　EEG 信号实际上是非稳态的时变信号。——译者注

域的分布，因而有助于识别出对某种特定脑活动产生响应的头皮区域（额叶、颞叶、顶叶或枕叶）。

　　基于神经振荡（如 SSVEP 或 ERD/ERS）的 BCI 大多使用反映空间和频率信息的特征，而基于 ERP 的 BCI 则使用反映空间和时间信息的特征。空间脑地形图揭示了脑活动期间被激活的头皮区域的相关信息。EEG 信号具有非稳定性、非线性性和非高斯性的特点。传统的基于线性功率谱的技术在分析输入 EEG 信号时，抑制了与傅里叶相位相关的信息，然而，与傅里叶相位相关的信息对信号的形态影响最大。因此，需要采用非线性信号分析技术，如高阶谱（二阶谱或三阶谱）、Poincare 图、熵分析等，提取输入 EEG 信号的形态特征（Chua 等，2010；Pradhan 等，2012）。一旦提取了完整的特征集，就可以用基于 PCA 和 ICA 的特征选择算法，获得更紧凑有效的特征集。

2.6　分类

　　分类 / 模式识别是 BCI 系统在特征提取之后的处理阶段，其目的是给特征集赋以合适的类别标签，进而将提取的特征集转译为可操作的命令。分类学习算法可分为三类：有监督学习（使用带标签的 EEG 数据集训练分类器）、半监督学习（训练分类器时，起初用带标签的小 EEG 数据集训练分类器，之后用在线输入数据在线训练分类器）和无监督学习（使用不带标签的数据集）。如果要实现有效且适应性强的分类器，那么需要认真考虑所提取的特征向量的大小，因为特征向量越大，分类系统的处理时间越长。分类器大致可分为两类：线性分类器和非线性分类器，如图 2-9 所示。

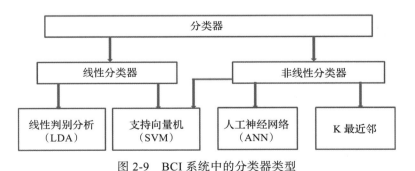

图 2-9　BCI 系统中的分类器类型

2.6.1　线性分类器

　　线性分类器遵循的原则是，为了对神经活动信号进行分类，建立分类系统的输入变量和输出变量之间的线性关系 / 函数。线性分类器包括线性判别分析（Linear

Discriminant Analysis，LDA）和支持向量机（Support Vector Machine，SVM）。

LDA 是在 1936 年由 Fisher 开发的技术，它建立在两类问题具有线性可分性的基础上。LDA 依据特征向量集，建立一个线性超平面函数，该函数可根据神经活动信号的特征向量，对神经活动信号进行分类。对于多类问题，则需建立多个超平面。一个线性超平面的判定边界由式（2-10）表示：

$$f(x) = w^\mathrm{T} x + w_o \qquad\qquad (2\text{-}10)$$

其中，x 表示输入 EEG 信号的特征向量，w 是权值向量，w_o 是确定判定边界的阈值。根据函数 $f(x)$ 符号的正负，输入信号 EEG 被分类为两类中的一类。LDA 具有简单、不易受噪声干扰、不会过拟合、计算量小等优点，被应用于许多 BCI 系统（Lotte 等，2007；Muller 等，2003）。

另一种线性分类器是 SVM。SVM 评估一个或多个线性判定边界好坏的依据是：距离线性判定边界最近的样本（支持向量）到判定边界之间的间隙越大越好（Xiang 等，2007）。在多类非线性问题中，SVM 也可实现更柔性的非线性超平面，以提高分类的精度。即使是高维特征集，基于 SVM 的分类器也能有效运作。

2.6.2 非线性分类器

当分类系统的输入变量与输出变量之间无法建立明确而清晰的关系时，可以采用非线性分类器。非线性分类器包括人工神经网络（Artificial Neural Network，ANN）、K 最近邻分类器和 SVM（SVM 既可以实现线性分类器，也可以实现非线性分类器）。ANN 被广泛应用于各种分类和模式识别的任务中，这是因为 ANN 具有从训练样本中学习如何分类的能力，ANN 的这种能力来自 ANN 的训练算法。ANN 训练算法的原理是以最小化均方误差（实际输出与目标输出之间的误差）为目标，不断调整输入层和隐藏层的各个神经元的权值。在对多类神经活动进行有效分类（Nakayaman 和 Inagaki，2006）的多种 ANN 中，多层感知机（Multilayer Perceptron，MLP）是应用最广的 ANN。

另一种非线性分类器是 K 最近邻分类器。不同类的 EEG 信号的特征向量在特征空间中，通常会形成相互分离的聚类簇。K 最近邻分类器假定特征向量距离近的样本属于同一类。因此，在多类问题中，为了对某个输入特征向量进行有效的分类，需计算其与相邻特征向量之间的距离（Kayikcioglu 和 Aydemir，2010）。

2.6.3 BCI 性能评价

目前已提出许多用于评价 BCI 性能的参数，其中几个主要的性能参数包括分类准确率、敏感度、特异度和 ITR。这些统计指标的定义如下：

- 分类率 / 分类准确率（classification rate/classification accuracy）和错误率（error rate）

分类率 / 分类准确率定义为被正确分类的模式占所有模式的比例，还可以等价地定义为真正例（True Positive，TP）及真负例（True Negative，TN）的和占所有测试例（TP、假正例（False Positive，FP）、假负例（False Negative，FN）及 TN 的和）的比例。

$$分类率 = \frac{TP + TN}{TP + FP + FN + TN} \tag{2-11}$$

对于某个类 A，正确归为类 A 的模式称为 TP，错误归为类 A 的模式称为 FP；原本属于类 A 而被错分为其他类的模式称为 FN，原本属于其他类而被错分为类 A 的模式称为 TN。

类似地，错误率的计算公式为：

$$错误率 = 1 - 分类率 \tag{2-12}$$

$$错误率 = \frac{被错误分类的数量}{总数} \tag{2-13}$$

- 敏感度（sensitivity）

敏感度定义为 TP 占 TP 与 FN 之和（属于类 A 的所有个数）的比例，即

$$敏感度 = \frac{TP}{TP + FN} \tag{2-14}$$

敏感度反映所提取的特征集能识别出类 A 模式的能力。

- 特异度（specificity）

特异度定义为 TN 占 FP 与 TN 之和的比例，即

$$特异度 = \frac{TN}{FP + TN} \tag{2-15}$$

特异度反映真负例占所有负例的比例。

- 信息传输率（Information Transfer Rate，ITR）

信息传输率定义为 BCI 系统能检测且能以较高分类准确率快速分类的脑模式（类）的数量。ITR 由三部分构成：脑模式的类别数量、BCI 的分类准确率，以及检测和分类这些脑模式所需的时间。ITR 的单位是 bits/min。分类准确率越高，ITR 的值就越高。目前已成功开发出 ITR 范围从 30 bits/min 到 60 bits/min 和 90 bits/min 的 BCI。然而，这些结果都不是在真实应用场景中取得的，而是在良好的实验环境中取得的。

2.7 BCI 应用

大脑功能正以令人惊奇的方式被开发利用。随着计算技术的蓬勃发展，人们

已经开发出一些能满足复杂要求的实时脑机接口系统。脑机接口可以应用于各种诊疗和非诊疗场合，如图 2-10 所示。在诊疗领域中，BCI 可用于预防、诊断和康复，既可用于闭锁症（Locked-In Syndrome，LIS）或完全闭锁症（Completely Locked-In Syndrome，CLIS）患者，也可用于正常人（Berger 等，2008；Neuper 等，2003）。其他有助于人脑与周围系统交流的实际应用主要包括神经工效学、智能家居和环境、神经营销学、广告、教育、游戏、娱乐、安防、身份认证、国防和航空（Abdulkader 等，2015；Mak 和 Wolpaw，2009）等。显然，BCI 技术正在快速走出实验室，进入日常生活的实用产品中。以下各小节分别回顾各种 BCI 应用。

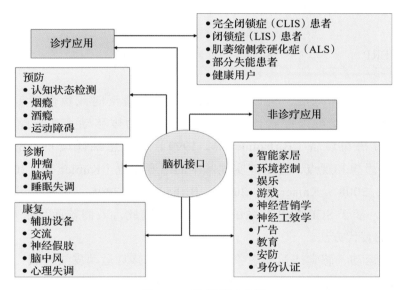

图 2-10　脑机接口应用

2.7.1　诊疗应用

有许多大脑疾病会影响人的交流能力，如感染、肿瘤、脑损伤或脑血肿、脑血栓、脑水肿或中风。神经退行性疾病，如亨廷顿（Huntington）症、帕金森（Pakinson）症、阿尔兹海默（Alzheimer）症、癫痫（dementia）、肌萎缩侧索硬化症（Amyotrophic Lateral Sclerosis，ALS)、卢贾里格（Lou Gehrig）症等，随着人年龄的增长会不断恶化。有些遗传性脑疾病，如 Tay-Sachs 病，和行为失常病，如抑郁、焦虑、抑郁狂躁型忧郁症或精神分裂症，会阻碍人与外部世界进行正常的交互。Wolpaw 等（2006）指出，所有这些大脑失常患者都可以受益于各种 BCI 技术，而这些 BCI 技术主要受患病程度的影响，并不受病因的影响。根据此原理，BCI 应用可以按下列病人群体进行分类：

- 失去视觉神经肌肉控制能力的病人

- 仅能部分控制眼动或实现肌肉微动的病人

- 能使用常规的基于肌肉的辅助设备的病人

不同的大脑病况对 CNS 的损害程度也不同。因此，不同的病人需要不同的 BCI 技术作为辅助工具。这些 BCI 技术可以帮助病人与外部世界进行交流，或自由地从一个地方到达另一个地方。

2.7.1.1　用于交流的基于 BCI 的辅助设备

如何让脑损伤患者恢复交流能力已成为大众关切。人们对此做了许多探索，想证明其可行性。为了让患者实现交流能力，基于 EEG 的 BCI 应当是一个闭环实时系统，目前主要依赖下列脑模式：

- SCP

- P300 ERP

- SMR

用户经过大量训练后，可以控制 SCP 的幅值朝正向或负向转变。BCI 根据 SCP 的这种变化，就可以控制计算机显示器上的物体移动。基于此原理，失能患者可以通过拼写设备（Birbaumer 等，1999）或思想翻译设备（Birbaumer 等，2000）表达其思想和观点，甚至能实现基本的语音交流（Kubler 等，2001；Kubler 和 Birbaumer，2008；Kaiser 等，2002；Birbaumer，2006；Birbaumer 和 Cohen，2007）。然而，基于 SCP 的 BCI 系统效率很低，因此，人们转而寻求基于 P300 或 SMR 的更好的替代方法。

在用户做运动、感觉或运动想象时，在大脑的感觉运动皮层区域，可以观察到 SMR 的 μ 节律（8～12 Hz）和 β 节律（18～26 Hz）会有相应的变化。用户经过训练后，可以通过运动想象控制 SMR 的变化，从而实现交流的目的。大量的验证和示例已充分表明，基于 SMR 的 BCI 可以实现许多应用，包括字处理、拼写设备、光标和鼠标控制、图标识别等应用（Wolpaw 等，1991；Walpaw 和 McFarland，2004；McFarland 等，2008；Pfurtscheller 等，2016a，b；Neuper 等，2006；Kostov 和 Polak，2000）。

P300 是用户受到视觉或听觉刺激后，在大脑中央区域和顶叶区域产生的事件相关脑电模式。基于 P300 的 BCI 仅需很少的训练。早期，Donchin 和 Smith（Donchin 和 Smith，1970）开发了基于视觉输入的 P300 拼写器。受其启发，研究者们不断地进行改进，如采用将文字转换为语音的合成器，或采用词语预测算法，使其更便于使用（Sellers 和 Donchin，2006；Nijboer 等，2008；Piccione 等，2006；Hoffmann 等，2008；McCane 等，2015）。患者如果眼动受限，不便使用基于视觉刺激的 P300 BCI，则可受益于基于听觉刺激的 P300 BCI（Kübler 等，2009；Sellers 等，2006；Furdea 等，2009）。

2.7.1.2　用于移位或运动的基于 BCI 的辅助设备

独立自由地活动对于各类残疾人的日常生活自理是非常重要的。BCI 为残疾人带来一线希望。许多研究者正在研究如何让残疾人恢复运动功能或用思维直接控制轮椅。McFarlandhe 和 Walpaw（McFarlandhe 和 Walpaw，2008）开发了基于 SMR 的 BCI，可以控制假肢设备的多维运动。研究者已经能让四肢瘫痪的病人通过 EEG 信号控制电动矫正器，实现手部运动（Pfurtscheller 等，2000）。2005 年，Tanaka 等开发了采用 EEG 模式作为控制命令的电动轮椅。其他成功的实验还包括：利用基于触觉 ERP 的 BCI，在虚拟环境中对轮椅进行导航（Herweg 等，2016），而且实现了实时导航（Kaufmann 等，2014；Cao 等，2014；Tonet 等，2008）；利用基于 P300 的 BCI（Rebsamen 等，2007）进行目的地导航；利用基于 P300 和 μ 节律的混合 BCI 实现仿真轮椅控制（Long 等，2012）。2008 年，Galan 等证实，通过思维进行控制的机器人对残疾人恢复运动功能具有非常积极的作用，可以极大改善残疾人的生活质量。2009 年，Kim 等对这方面的研究进行了总结。

2.7.1.3　用于神经康复的 BCI

神经康复是一个相对新兴的研究和应用领域，可以产生许多治疗和康复的方法，包括从心理训练、创造力训练到职业训练等各种方法，以帮助个体更好地理解环境、提高生活质量或进行自我照料（Kitago 和 Krakauer，2013；Dobkin，2007）。神经康复技术融合了各种为神经失常或神经受损患者提供精细治疗的技术。随着神经成像技术和机器人技术的发展，神经康复成为现实，缩短了患者的康复时间。

将 BCI 应用于神经康复（Daly 和 Wolpaw，2008；Buch 等，2008；Sreedharan 等，2013）是一个新兴领域，需要采集并理解执行任务时的大脑模式，并提供反馈以改进系统性能（van Dokkum 等，2015）。相关的应用包括增强运动任务的训练效果、通过感觉反馈来获知假肢的响应结果，以及更好地理解失常或受损的大脑。用于神经康复的基于 EEG 的 BCI 需要对 EEG 信号的特征进行检测与分类，还需要良好的动作控制功能（Leamy 等，2014）。经过若干次的再学习训练，EEG 模式会有所改进（Daly 等，2006；Enzinger 等，2008）。使用机器假肢配合的神经康复训练颇受用户青睐，已成功用于中风患者（Daly 等，2005）。Huster 等（2014）特别指出，基于 EEG 神经反馈的 BCI 对于神经康复的预案实现和诊疗试验非常重要。Stopczynski 等（2014）展示了一款智能手机，该手机采用内嵌的廉价无线 EEG 传感器，可以在各种环境下实时扫描大脑，这种方法开启了神经科学研究的新范式。

2.7.1.4　用于认知状态分析的 BCI

BCI 设备可用于识别人的认知和情感状态，这不仅对辅助残疾人非常有意义，而且能帮助健康人避免陷入不良的精神状态。通过分析有意识或无意识的认知状态，如警觉度、注意力、睡意、挫折感、情绪波动、意愿、困惑等，认知假体和意志假体可向 BCI 系统提供更好的反馈输入，以实现对 BCI 系统的精细调控（Bai 等，2015）。通过检测人的认知状态，可以阻止由于抽烟、酗酒、晕车等原因导致注意力下降而造成的灾难性事故。

有文献指出，长期抽烟会伤害人的大脑与认知功能，可能导致老年痴呆症或阿尔兹海默症（Centers for Disease Control and Prevention（CDC），2008；Barnes 和 Yaffe，2011；Corley 等，2012；Karama 等，2015）。Erdozain 等（2014）指出，酒精可能导致大脑中蛋白质的改变，从而导致神经或行为的异常。酗酒者的学习和解决问题等认知能力容易下降，也容易产生忧虑或绝望等心态，因而可能加剧由于营养不良导致的 Wernicke-Korsakoff 病症（Harper，2007，2009；Brust，2010；Zahr 等，2011；Thomson 等，2012）。

将非侵入式 BCI 可用于及早发现驾乘人员晕车不适，这是一种得到广泛研究的实时应用，旨在减少由于注意力和自控能力下降导致的交通事故。研究人员正在进一步研究和开发基于 EEG 的认知状态监控系统，以便能及早检测出晕车状态并发出警报，从而阻止事故的发生（Ko 等，2011，2013；Wei 等，2011；Lin 等，2013）。使用 BCI 的认知分析还可以在司机分心或疲劳时，给予提示或警报，这有助于设计减少灾难事故的智能系统（Lin 等，2010）。

2.7.1.5　用于医疗诊断的 BCI

基于 EEG 的 BCI 系统可用于预测大脑的健康状况，从而防范许多大脑疾病（如癫痫发作、阅读障碍、脑肿瘤、睡眠失常如快速眼动（Rapid Eye Movement，REM）、脑病、帕金森病、脑血管病、意识失常等）和其他健康问题（如癌症）。2013 年，Sharanreddy 和 Kulkarni 发现，通过分析 EEG 信号可以观察到脑信号的受干扰情况，从而对癫痫发作或脑肿瘤给出提示（Sharanreddy 和 Kulkarni，2013a、b）。Chen 等（2014）致力于开发带有片上系统（System-on-Chip，SoC）的假体工具，以实时采集和分析 EEG 信号，从而减少癫痫的发作。Maksimenko 等（2017）声称，已开发出基于预测算法的实时系统，可以控制大鼠的癫痫疾病。通过 EEG 信号分析睡眠失常（如 REM），可以提示神经退行性疾病（如帕金森病）的发生（Hansen 等，2013；Christensen 等，2014）。阅读障碍症（另一种大脑失常症）患者若在早期使用 BCI 进行诊断，可以避免许多困窘，并增强阅读信心（Al-Barhamtoshy 和 Motaweh，2017）。对某些慢性神经疾病（如意识失常），基于 EEG 的非侵入式 BCI 也能提供用于诊断的解决方法（Mikołajewska 和 Mikołajewski，2014）。此外，基于 EEG 的分析还开启了癌症诊断与预测的新范式（Poulos 等，2012）。

2.7.2　非诊疗应用

随着 BCI 技术持续不断地发展，如今的 BCI 技术已经开始用于丰富人们对正常生活的体验。研究人员正在许多领域探索基于直接人机交互的非诊疗 BCI 应用，这些领域包括：神经工效学、智能家居、物联网（Internet of Things，IoT）、休闲、音乐、娱乐、教育、安防、身份认证等。

2.7.2.1　用于神经工效学的 BCI

神经工效学是由 Raja Parasuraman 开创的新兴研究领域。它利用 BCI 研究和分析大脑，通过理解工作人员的需求和意愿，改善工作场所的条件，并通过分析疲劳感对工作人员的影响，构建智能化的工作场所（Mehta 和 Parasuraman，2013；Parasuraman 和 Wilson，2008）。2017 年，Funke 等运用神经工效学发现，承担警戒任务的人员容易感到眼动疲劳，并且有失去注意力集中能力的倾向。研究者正在不断改进神经成像技术，希望能以非侵入的方式，在动态环境中采集和分析脑数据，并能自动适应各种场景中的任务，这些场景包括制造业、团体运动、健康看护等（Jungnickel 和 Gramann，2016）。

2.7.2.2　用于智能家居的 BCI

将 BCI 与家居设备集成，提供智能家居环境是一个令人兴奋的研究领域，可以帮助用户控制电灯和电子设备、提高安全性等，使得家居自动化成为可能（Kosmyna 等，2016）。2015 年，Brennan 等用混合式 BCI 开发出自动化系统，目的是让老年人能生活自理。同年，Miralles 等开发出了一种基于用户友好型的 BCI 软件应用系统“BackHome”，用于智能家居的支持与控制、远程监控，以及提供恢复用户自由活动能力的认知型输入，从而改善人们的生活条件。

2.7.2.3　用于神经营销和广告的 BCI

利用 BCI 评估用户对产品的认知感受，开辟了神经市场营销的探索之路（Wriessnegger 等，2015）。人们常凭视觉感受决定是否购买商品，并倾向购买具有美感的商品。神经市场营销学试图了解用户对市场策略的反应，建立像 EEG 这样的生理参数与艺术之间的关系（Chew 等，2016）。Vecchiato 等（2009）研究了电视政治演说对大众的影响，得出一项结论：EEG 数据提供了对探知听众大脑活动非常有意义的信息。研究者还调查了电视商业广告对人的神经活动的影响，发现某些词语和图片对消费者具有长期的影响，从而也对市场和销售有显著的影响（Astolfi 等，2008；Nomura 和 Mitsukura，2015）。

2.7.2.4　用于游戏和娱乐的 BCI

游戏开发者总想迎合游戏玩家对新技术和兴奋感的追求。用思维控制游戏是一种全新的体验。鉴于其巨大的潜在市场，许多公司正致力于开发基于 EEG 的娱乐应用。基于 BCI 的游戏能知道玩家对什么事件感兴趣、是否感到压抑或无聊、沉浸游戏的程度，还可以让玩家仅用思维就能产生控制命令。目前已经开发出一些相关的视频游戏，可以让玩家控制 2D/3D 虚拟环境中的飞行物，甚至可以让两名玩家利用两套 BCI 设备一起玩足球。

2.7.2.5　用于安防和身份认证的 BCI

传统的安防和身份认证系统常因存在某些缺陷而容易失效，为此，BCI 研究者试图寻求新的解决方案。基于大脑数据的安防系统能提供可靠和稳健的安全与身份认证。将大脑控制的命令用作身份验证被视为是非常安全的，因为几乎无法通过模仿个体大脑活动中的微妙变化去攻破安防系统。

2.8　本章小结

当前，基于 EEG 的非侵入、便携式且用户友好的 BCI 是非常活跃且充满神奇的神经科学研究领域。这类 BCI 能用于实验室之外的实时应用场景。然而，其可靠性和性能的改进依赖有效的基于机器学习的分类算法，因此需要非常大的 EEG 数据集用于机器学习。有效的信号处理算法能很好地改善 BCI 系统的稳健性和运作效率，也能提供 EEG 信号最具可分性、不变性和紧致性的特征集，因而可以减少 BCI 系统的处理时间并提升效率。神经科学技术的发展可能产生新的脑模式分析技术，从而有效地解释用户用于控制应用系统的神经命令。

BCI 研究需要关注以下几个方面：

- 脑机接口的可靠性低可能导致错误解释神经命令。
- 需要更舒适、完全便携、用户友好的 EEG 采集设备，且电极应当安装方便，需要拆卸的次数少，能适用于各种环境。
- 安装好的传感器电极和设备应当能使用更多次。电极设计的改进（如不需要导电膏的干电极）和相关设备的改进对于脑机接口的未来发展至关重要。
- 正确地捕捉、预处理和分析脑模式，并将其转译为外部设备的命令。不正确的分析可能产生误导的结果和结论。
- 针对康复患者的研究常会受到条件限制。
- 当前 BCI 较低的 ITR 可能会阻碍仅有较少处理时间的 BCI 应用的发展。

在新兴的 BCI 研究领域，神经科学家、临床医生和用户都满怀热情，开发基于 EEG 的 BCI 应用显得前景十分光明。尽管目前的 BCI 研究有许多创新，但要想从根本上改进 BCI 的性能，还需进一步提高脑信号的采集与分析技术。此外，BCI 应用还需从实验室的原型转变为现实世界的实际应用，以实现利用基于神经信号的交流与控制接口，让严重神经肌肉 / 运动失能患者恢复正常生活。尽管目前 BCI 的用户群非常有限，但是 BCI 在康复领域的潜在应用将大范围扩展其用户群。基于 EEG 的 BCI 的最新进展表明，采用 EEG-BCI 作为神经科学的工具，有可能为神经康复的应用开发出实时、便携、快速的脑机接口。

参考文献

Abdulkader, S.N., Mostafa-Sami, A.A., Mostafa, M., 2015. Brain computer interfacing: applications and challenges. Egypt. Informat. J. 16 (2), 213–230.

Al-Barhamtoshy, H.M., Motaweh, D.M., 2017. Diagnosis of dyslexia using computing analysis. J. Eng. Technol. 0747-9964. 6 (2), 563–583.

Astolfi, L., De Vico Fallani, F., Cincotti, F., Mattia, D., Bianchi, L., Marciani, M.G., Salinari, S., Colosimo, A., Tocci, A., Soranzo, R., Babiloni, F., 2008. Neural basis for brain responses to TV commercials: a high-resolution EEG study. IEEE Trans. Neural Syst. Rehabil. Eng. 16 (6), 522–531. https://doi.org/10.1109/TNSRE.2008.2009784.

Babiloni, C., Pizzella, V., Gratta, C.D., Ferretti, A., Romani, G.L., 2009. Fundamentals of electroencefalography, magnetoencefalography, and functional magnetic resonance imaging. In: Brain Machine Interfaces for Space Applications. vol. 86. Academic Press, New York, NY, pp. 67–80.

Bai, O., Kelly, G., Fei, D.-Y., Murphy, D., Fox, J., Burkhardt, B., Lovegreen, W., Soars, J., 2015. A Wireless, Smart EEG System for Volitional Control of Lower-Limb Prosthesis. In: TENCON 2015 - 2015 IEEE Region 10 Conference, 1-4 Nov, 2015, IEEE, Macao, China.

Barnes, D.E., Yaffe, K., 2011. The projected effect of risk factor reduction on Alzheimer's disease prevalence. Lancet Neurol. 10 (9), 819–828.

Berger, T.W., Chapin, J.K., Gerhardt, G.A., McFarland, D.J., Principe, J.C., Soussou, W.V., Taylor, D.M., Tresco, P.A., 2008. Brain-Computer Interfaces: An International Assessment of Research and Development Trends. Springer, Dordrecht. eBook. ISBN 978-1-4020-8705-9, Hardcover ISBN 978-1-4020-8704-2, p. 281.

Bi, L., Fan, A.X., Liu, Y., 2013. EEG based brain controlled mobile robots: a survey. IEEE Trans. Human-Machine Syst. 43 (2), 161–176.

Birbaumer, N., 2006. Breaking the silence: brain-computer interfaces (BCI) for communication and motor control. Psychophysiology 43 (6), 517–532.

Birbaumer, N., Cohen, L.G., 2007. Brain-computer interfaces: communication and restoration of movement in paralysis. J. Physiol. 579 (Pt 3), 621–636.

Birbaumer, N., Ghanayim, N., Hinterberger, T., Iversen, I., Kotchoubey, B., Kubler, A., Perelmouter, J., Taub, E., Flor, H., 1999. A spelling device for the paralysed. Nature 398 (6725), 297–298.

Birbaumer, N., Kubler, A., Ghanayim, N., Hinterberger, T., Perelmouter, J., Kaiser, J., Iversen, I., Kotchoubey, B., Neumann, N., Flor, H., 2000. The thought translation device (TTD) for completely paralyzed patients. IEEE Trans. Rehabil. Eng. 8 (2), 190–193.

Birvinskas, D., Jusas, V., Martišius, I., Damaševicius, R., 2013. Data compression of EEG signals for artificial neural network classification. Inf. Technol. Control 42 (3), 238–241.

Blankertz, B., Tomioka, R., Lemm, S., Kawanabe, M., Müller, K.R., 2008. Optimizing spatial filters for robust EEG single-trial analysis. IEEE Signal Process. Mag. 25 (1), 41–56.

Boye, A.T., Kristiansen, U.Q., Billinger, M., do Nascimento, O.F., Farina, D., 2008. Identification of movement-related cortical potentials with optimized spatial filtering and principal component analysis. Biomed Signal Process. Control. 3, 300–304.

Brennan, C.P., McCullagh, P.J., Galway, L., Lightbody, G., 2015. Promoting autonomy in a smart home environment with a smarter interface. Conf. Proc. IEEE Eng. Med. Biol. Soc. 2015, 5032–5035. https://doi.org/10.1109/EMBC.2015.7319522.

Brunner, P., Joshi, S., Briskin, S., Wolpaw, J.R., Bischof, H., Schalk, G., 2010. Does the 'P300' speller depend on eye gaze? J. Neural Eng. 7, 056013.

Brust, J.C., 2010. Ethanol and cognition: indirect effects, neurotoxicity and neuroprotection: a review. Int. J. Environ. Res. Public Health 7, 1540–1557.

Buch, E., Weber, C., Cohen, L.G., Braun, C., Dimyan, M.A., Ard, T., Mellinger, J., Caria, A., Soekadar, S., Fourkas, A., Birbaumer, N., 2008. Think to move: a neuromagnetic brain-computer interface (BCI) system for chronic stroke. Stroke 39 (3), 910–917.

Cao, L., Li, J., Ji, H., Jiang, C., 2014. A hybrid brain computer interface system based on the neurophysiological protocol and brain-actuated switch for wheelchair control. J. Neurosci. Methods 229, 33–43.

Centers for Disease Control and Prevention (CDC), 2008. Smoking-attributable mortality, years of potential life lost, and productivity losses-United States, 2000-2004. Morb. Mortal. Wkly Rep. 57 (45), 1226–1228.

Chao, Z.C., Nagasaka, Y., Fujii, N., 2010. Long-term asynchronous decoding of arm motion using electrocorticographic signals in monkeys. Front. Neuroeng. 3 (3), 1–10. https://doi.org/10.3389/fneng.2010.00003.

Chen, W.-M., Chiueh, H., Chen, T.-J., Ho, C.-L., Jeng, C., Ker, M.-D., Lin, C.-Y., Huang, Y.-C., Chou, C.-W., Fan, T.-Y., Cheng, M.-S., Hsin, Y.-L., Liang, S.-F., Wang, Y.-L., Shaw, F.-Z., Huang, Y.-H., Yang, C.-H., Wu, C.-Y., 2014. A fully integrated 8-channel closed-loop neural-prosthetic CMOS SOC for real-time epileptic seizure control. IEEE J. Solid State Circuits 49 (1), 232–247 (6637111). https://doi.org/10.1109/JSSC.2013.2284346.

Chew, L.H., Teo, J., Mountstephens, J., 2016. Aesthetic preference recognition of 3D shapes using EEG. Cogn. Neurodyn. 10 (2), 165–173. https://doi.org/10.1007/s11571-015-9363-z.

Chi, Y.M., Jung, T.P., Cauwenberghs, G., 2010. Dry-contact and noncontact biopotential electrodes: methodological review. IEEE Rev. Biomed. Eng. 3, 106–119.

Christensen, J.A., Zoetmulder, M., Koch, H., Frandsen, R., Arvastson, L., Christensen, S.R., Jennum, P., Sorensen, H.B., 2014. Data-driven modeling of sleep EEG and EOG reveals characteristics indicative of pre-Parkinson's and Parkinson's disease. J. Neurosci. Methods 235, 262–276. https://doi.org/10.1016/j.jneumeth.2014.07.014.

Chua, K.C., Chandran, V., Acharya, U.R., Lim, C.M., 2010. Application of higher order statistics/spectra in biomedical signals—a review. Med. Eng. Phys. 32 (7), 679–689. https://doi.org/10.1016/j.medengphy.2010.04.009.

Corley, J., Gow, A.J., Starr, J.M., Deary, I.J., 2012. Smoking, childhood IQ, and cognitive function in old age. J. Psychosom. Res. 73 (2), 132–138.

Coyle, S.M., Ward, T.E., Markham, C.M., 2007. Brain-computer interface using a simplified functional near-infrared spectroscopy system. J. Neural Eng. 4 (3), 219–226. https://doi.org/10.1088/1741-2560/4/3/007.

Crone, N.E., Miglioretti, D.L., Gordon, B., Sieracki, J.M., Wilson, M.T., Uematsu, S., Lesser, R.P., 1998. Functional mapping of human sensorimotor cortex with electrocorticographic spectral analysis. Alpha and beta event-related desynchronization. Brain 121, 2271–2299.

Daly, J.J., Wolpaw, J.R., 2008. Brain-computer interfaces in neurological rehabilitation. Lancet Neurol. 7 (11), 1032–1043.

Daly, J.J., Hogan, N., Perepezko, E.M., Krebs, H.I., Rogers, J.M., Goyal, K.S., Dohring, M.E., Fredrickson, E., Nethery, J., Ruff, R.L., 2005. Response to upper-limb robotics and functional neuro-muscular stimulation following stroke. J. Rehabil. Res. Dev. 42 (6), 723–736.

Daly, J.J., Fang, Y., Perepezko, E.M., Siemionow, V., Yue, G.H., 2006. Prolonged cognitive planning time, elevated cognitive effort, and relationship to coordination and motor control following stroke. IEEE Trans. Neural Syst. Rehabil. Eng. 14 (2), 168–171.

Darvas, F., Scherer, R., Ojemann, J.G., Rao, R.P., Miller, K.J., Sorensen, L.B., 2010. High gamma mapping using EEG. NeuroImage 49, 930–938.

Dobkin, B.H., 2007. Brain-computer interface technology as a tool to augment plasticity and outcomes for neurological rehabilitation. J. Physiol. 579 (Pt 3), 637–642.

Donchin, E., Smith, D.B., 1970. The contingent negative variation and the late positive wave of the average evoked potential. Electroencephalogr. Clin. Neurophysiol. 29 (2), 201–203.

Enzinger, C., Ropele, S., Fazekas, F., Loitfelder, M., Gorani, F., Seifert, T., Reiter, G., Neuper, C., Pfurtscheller, G., Muller-Putz, G., 2008. Brain motor system function in a patient with complete spinal cord injury following extensive brain-computer interface training. Exp. Brain Res. 190 (2), 215–223.

Erdozain, A.M., Morentin, B., Bedford, L., King, E., Tooth, D., Brewer, C., Wayne, D., Johnson, L., Gerdes, H.K., Wigmore, P., Callado, L.F., Carter, W.G., 2014. Alcohol-related brain damage in humans. PLoS One. https://doi.org/10.1371/journal.pone.0093586.

Fatourechi, M., Bashashati, A., Ward, R.K., Birch, G.E., 2007. EMG and EOG artifacts in brain computer interface systems: a survey. Clin. Neurophysiol. 118 (3), 480–494.

Flexer, A., Bauer, H., Pripfl, J., Dorffner, G., 2005. Using ICA for removal of ocular artifacts in EEG recorded from blind subjects. Neural Netw. 18, 998–1005.

Funke, M.E., Warm, J.S., Matthews, G., Funke, G.J., Chiu, P.Y., Shaw, T.H., Greenlee, E.T., 2017. The neuroergonomics of vigilance. Hum. Factors 59 (1), 62–75. https://doi.org/10.1177/0018720816683121.

Furdea, A., Halder, S., Krusienski, D.J., Bross, D., Nijboer, F., Birbaumer, N., Kübler, A., 2009. An auditory oddball (P300) spelling system for brain-computer interfaces. Psychophysiology 46 (3), 617–625.

Galan, F., Nuttin, M., Lew, E., Ferrez, P.W., Vanacker, G., Philips, J., Millan Jdel, R., 2008. A brain-actuated wheelchair: asynchronous and non-invasive brain-computer interfaces for continuous control of robots. Clin. Neurophysiol. 119 (9), 2159–2169.

Gao, J., Yang, Y., Lin, P., Wang, P., Zheng, C., 2010. Automatic removal of eye-movement and blink artifacts from EEG signals. Brain Topogr. 23, 105–114.

Grosse-Wentrup, M., Buss, M., 2008. Multi-class common spatial pattern and information theoretic feature extraction. IEEE Trans. Biomed. Eng. 55 (8), 1991–2000.

Hansen, I.H., Marcussen, M., Christensen, J.A., Jennum, P., Sorensen, H.B., 2013. Detection of a sleep disorder predicting Parkinson's disease. Conf. Proc. IEEE Eng. Med. Biol. Soc. 2013, 5793–5796. https://doi.org/10.1109/EMBC.2013.6610868.

Harper, C., 2007. The neurotoxicity of alcohol. Hum. Exp. Toxicol. 26, 251–257.

Harper, C., 2009. The neuropathology of alcohol-related brain damage. Alcohol 44, 136–140.

Herweg, A., Gutzeit, J., Kleih, S., Kübler, A., 2016. Wheelchair control by elderly participants in a virtual environment with a brain-computer interface (BCI) and tactile stimulation. Biol. Psychol. 121 (Pt A), 117–124.

Hinterberger, T., Schmidt, S., Neumann, N., Mellinger, J., Blankertz, B., Curio, G., Birbaumer, N., 2004. Brain-computer communication and slow cortical potentials. IEEE Trans. Biomed. Eng. 51, 1011–1018.

Hoffmann, U., Vesin, J.M., Ebrahimi, T., Diserens, K., 2008. An efficient P300-based brain-computer interface for disabled subjects. J. Neurosci. Methods 167 (1), 115–125.

Hu, M., Li, J., Li, G., Tang, X., Ding, Q., 2006. In: Classification of normal and hypoxia EEG based on approximate entropy and welch power-spectral-density.The 2006 International Joint Conference on Neural Networks, IJCNN 06, pp. 3218–3222.

Huster, R.J., Mokom, Z.N., Enriquez-Geppert, S., Herrmann, C.S., 2014. Brain-computer interfaces for EEG neurofeedback: peculiarities and solutions. Int. J. Psychophysiol. 91 (1), 36–45.

Iwasaki, M., Kellinghaus, C., Alexopoulos, A.V., Burgess, R.C., Kumar, A.N., Han, Y.H., et al., 2005. Effects of eyelid closure, blinks, and eye movements on the electroencephalogram. Clin. Neurophysiol. 116, 878–885.

Iversen, I.H., Ghanayim, N., Kübler, A., Neumann, N., Birbaumer, N., Kaiser, J.A., 2008. Brain-computer interface tool to assess cognitive functions in completely paralyzed patients with amyotrophic lateral sclerosis. Clin. Neurophysiol. 119, 2214–2223.

Jasper, H.H., 1958. The ten-twenty electrode system of the International Federation. Electroencephalogr. Clin. Neurophysiol. 10, 371–375.

Jinyin, Z., Sudre, G., Xin, L., Wei, W., Weber, D.J., Bagic, A., 2011. Clustering linear discriminant analysis for MEG-based brain computer interfaces. IEEE Trans. Neural Syst. Rehabil. Eng. 19, 221–231.

Jungnickel, E., Gramann, K., 2016. Mobile brain/body imaging (MoBI) of physical interaction with dynamically moving objects. Front. Hum. Neurosci. 10, 306. https://doi.org/10.3389/fnhum.2016.00306.

Kachenoura, A., Albera, L., Senhadji, L., Comon, P., 2008. ICA: a potential tool for BCI systems. IEEE Signal Process. Mag 25 (1), 57–68.

Kaiser, J., Kubler, A., Hinterberger, T., Neumann, N., Birbaumer, N., 2002. A non-invasive communication device for the paralyzed. Minim. Invasive Neurosurg. 45 (1), 19–23.

Karama, S., Ducharme, S., Corley, J., Chouinard-Decorte, F., Starr, J.M., Wardlaw, J.M., Bastin, M.E., Deary, I.J., 2015. Cigarette smoking and thinning of the brain's cortex. Mol. Psychiatry 20 (6), 778–785.

Kaufmann, T., Herweg, A., Kübler, A., 2014. Toward brain-computer interface based wheelchair control utilizing tactually-evoked event-related potentials. J. Neuroeng. Rehabil. 11, 7. https://doi.org/10.1186/1743-0003-11-7.

Kayikcioglu, T., Aydemir, O., 2010. A polynomial fitting and k-NN based approach for improving classification of motor imagery BCI data. Pattern Recognit. Lett. 31, 1207–1215.

Keren, A.S., Yuval-Greenberg, S., Deouell, L.Y., 2010. Saccadic spike potentials in gamma-band EEG: characterization, detection and suppression. NeuroImage 49 (3), 2248–2263. https://doi.org/10.1016/j.neuroimage.2009.10.057.19874901.

Kim, H.K., Park, S., Srinivasan, M.A., 2009. Developments in brain-machine interfaces from the perspective of robotics. Hum. Mov. Sci. 28 (2), 191–203.

Kitago, T., Krakauer, J.W., 2013. Motor learning principles for neurorehabilitation. Handb. Clin. Neurol. 110, 93–103. https://doi.org/10.1016/B978-0-444-52901-5.00008-3.23312633.

Kleber, B., Birbaumer, N., 2005. Direct brain communication: neuroelectric and metabolic approaches at Tübingen. Cogn. Process. 6, 65–74.

Ko, L.-W., Wei, C.-S., Jung, T.-P., Lin, C.-T., 2011. In: Estimating the level of motion sickness based on EEG spectra. FAC'11 Proceedings of the 6th International Conference on Foundations of Augmented Cognition: Directing the Future of Adaptive Systems. Springer-Verlag, Berlin, Heidelberg, pp. 169–176.

Ko, L.-W., Lee, H.-C., Tsai, S.-F., Shih, T.-C., Chuang, Y.-T., Huang, H.-L., Ho, S.-Y., Lin, C.-T., 2013. In: EEG-based motion sickness classification system with genetic feature selection.IEEE Symposium on Computational Intelligence, Cognitive Algorithms, Mind, and Brain (CCMB), pp. 158–164.

Konrad, P., Shanks, T., 2010. Implantable brain computer interface: challenges to neurotechnology translation. Neurobiol. Dis. 38, 369–375.

Kosmyna, N., Tarpin-Bernard, F., Bonnefond, N., Rivet, B., 2016. Feasibility of BCI control in a realistic smart home environment. Front. Hum. Neurosci. 10, 416. https://doi.org/10.3389/fnhum.2016.00416.

Kostov, A., Polak, M., 2000. Parallel man-machine training in development of EEG-based cursor control. IEEE Trans. Rehabil. Eng. 8 (2), 203–205.

Krusienski, D.J., Schalk, G., McFarland, D.J., Wolpaw, J.R., 2007. A mu-rhythm matched filter for continuous control of a brain-computer interface. IEEE Trans. Biomed. Eng. 54, 273–280.

Kubler, A., Birbaumer, N., 2008. Brain-computer interfaces and communication in paralysis: extinction of goal directed thinking in completely paralysed patients? Clin. Neurophysiol. 119 (11), 2658–2666.

Kubler, A., Neumann, N., Kaiser, J., Kotchoubey, B., Hinterberger, T., Birbaumer, N.P., 2001. Brain-computer communication: self-regulation of slow cortical potentials for verbal communication. Arch. Phys. Med. Rehabil. 82 (11), 1533–1539.

Kübler, A., Furdea, A., Halder, S., Hammer, E.M., Nijboer, F., Kotchoubey, B., 2009. A brain-computer interface controlled auditory event-related potential (p300) spelling system for locked-in patients. Ann. N. Y. Acad. Sci. 1157, 90–100.

Laureys, S., Boly, M., Tononi, G., 2009. Functional neuroimaging. In: Steven, L., Giulio, T. (Eds.), The Neurology of Consciousness. Academic Press, New York, NY, pp. 31–42.

Leamy, D.J., Kocijan, J., Domijan, K., Duffin, J., Roche, R.A., Commins, S., Collins, R., Ward, T.E., 2014. An exploration of EEG features during recovery following stroke - implications for BCI-mediated neurorehabilitation therapy. J. Neuroeng. Rehabil. 11, 9. https://doi.org/10.1186/1743-0003-11-9.

Lebedev, M., Nicolelis, M., 2006. Brain–machine interfaces: past, present and future. Trends Neurosci. 29 (9), 536–546.

Lee, J., Ryu, J., Jolesz, F.A., Cho, Z.H., Yoo, S.S., 2009. Brain-machine interface via real-time fMRI: preliminary study on thought-controlled robotic arm. Neurosci. Lett. 450, 1–6.

Levine, S.P., Huggins, J.E., BeMent, S.L., Kushwaha, R.K., Schuh, L.A., Passaro, E.A., Rohde, M.M., Ross, D.A., 1999. Identification of electrocorticogram patterns as the basis for a direct brain interface. J. Clin. Neurophysiol. 16, 439–447.

Lin, C.-T., Chang, C.-J., Lin, B.-S., Hung, S.-H., Chao, C.-F., Wang, I.-J., 2010. A real-time wireless brain-computer interface system for drowsiness detection. IEEE Trans. Biomed. Circ. Syst. 4 (4), 214–222. https://doi.org/10.1109/TBCAS.2010.2046415.

Lin, C.-T., Tsai, S.-F., Ko, L.-W., 2013. EEG-based learning system for online motion sickness level estimation in a dynamic vehicle environment. IEEE Trans. Neural Netw. Learning Syst. 24 (10), 1689–1700.

Long, J., Li, Y., Wang, H., Yu, T., Pan, J., 2012. Control of a simulated wheelchair based on a hybrid brain computer interface. Conf. Proc. IEEE Eng. Med. Biol. Soc. 2012, 6727–6730.

Lotte, F., Congedo, M., Lécuyer, A., Lamarche, F., Arnaldi, B., 2007. A review of classification algorithms for EEG-based brain computer interfaces. J. Neural Eng. 4 (1), 1–13.

Mak, J.N., Wolpaw, J.R., 2009. Clinical applications of brain-computer interfaces: current state and future prospects. IEEE Rev. Biomed. Eng. 2, 187–199.

Maksimenko, V.A., Heukelum, S.-V., Makarov, V.V., Kelderhuis, J., Lüttjohann, A., Koronovskii, A.A., Hramov, A.E., Luijtelaar, G.-V., 2017. Absence seizure control by a brain computer interface. Sci. Rep. 7, 2487, https://doi.org/10.1038/s41598-017-02626-y.

Margalit, E., Weiland, J.D., Clatterbuck, R.E., Fujii, G.Y., Maia, M., Tameesh, M., Torres, G., D'Anna, S.A., Desai, S., Piyathaisere, D.V., 2003. Visual and electrical evoked response recorded from subdural electrodes implanted above the visual cortex in normal dogs under two methods of anesthesia. J. Neurosci. Methods 123, 129–137.

McCane, L.M., Heckman, S.M., McFarland, D.J., Townsend, G., Mak, J.N., Sellers, E.W., Zeitlin, D., Tenteromano, L.M., Wolpaw, J.R., Vaughan, T.M., 2015. P300-based brain-computer interface (BCI) event-related potentials (ERPs): people with amyotrophic lateral sclerosis (ALS) vs. age-matched controls. Clin. Neurophysiol. 126 (11), 2124–2131.

McFarland, D.J., Wolpaw, J.R., 2008. Brain-computer interface operation of robotic and prosthetic devices. Computer 41 (10), 52–56.

McFarland, D.J., McCane, L.M., David, S.V., Wolpaw, J.R., 1997. Spatial filter selection for EEG-based communication. Electroencephalogr. Clin. Neurophysiol. 103 (3), 386–394.

McFarland, D.J., Krusienski, D.J., Sarnacki, W.A., Wolpaw, J.R., 2008. Emulation of computer mouse control with a noninvasive brain-computer interface. J. Neural Eng. 5 (2), 101–110.

Mehta, R.K., Parasuraman, R., 2013. Neuroergonomics: a review of applications to physical and cognitive work. Front. Hum. Neurosci. 7, 889. https://doi.org/10.3389/fnhum.2013.00889.

Mellinger, J., Schalk, G., Braun, C., Preissl, H., Rosenstiel, W., Birbaumer, N., Kübler, A., 2007. An MEG-based brain-computer interface (BCI). NeuroImage 36 (3), 581–593.

Mikołajewska, E., Mikołajewski, D., 2014. Non-invasive EEG-based brain-computer interfaces in patients with disorders of consciousness. Mil. Med. Res. 2014 (1), 14. https://doi.org/10.1186/2054-9369-1-14.

Miller, K.J., Den Nijs, M., Shenoy, P., Miller, J.W., Rao, R.P.N., Ojemann, J.G., 2007. Real-time functional brain mapping using electrocorticography. NeuroImage 37, 504–507.

Miralles, F., Vargiu, E., Dauwalder, S., Solà, M., Müller-Putz, G., Wriessnegger, S.C., Pinegger, A., Kübler, A., Halder, S., Käthner, I., Martin, S., Daly, J., Armstrong, E., Guger, C., Hintermüller, C., Lowish, H., 2015. Brain computer interface on track to home. Sci. World J. 623896. https://doi.org/10.1155/2015/623896 Epub 2015.

Mousavi, E.A., Maller, J.J., Fitzgerald, P.B., Lithgow, B.J., 2011. Wavelet common spatial pattern in asynchronous offline brain computer interfaces. Biomed. Signal Process. Control 6, 121–128.

Mugler, E.M., Ruf, C.A., Halder, S., Bensch, M., Kubler, A., 2010. Design and implementation of a P300-based brain-computer interface for controlling an internet browser. IEEE Trans. Neural Syst. Rehabil. Eng. 18, 599–609.

Muller, K.-R., Kubler, A., 2007. Toward Brain Computer Interfacing. Massachusetts Institute of Technology, pp. 1–25.

Müller, M.M., Bosch, J., Elbert, T., Kreiter, A., Sosa, M.V., Sosa, P.V., Rockstroh, B., 1996. Visually induced gamma-band responses in human electroencephalographic activity—a link to animal studies. Exp. Brain Res. 112, 96–102.

Muller, K.R., Anderson, C.W., Birch, G.E., 2003. Linear and nonlinear methods for brain-computer interfaces. IEEE Trans. Neural Syst. Rehabil. Eng. 11, 165–169.

Naeem, M., Brunner, C., Leeb, R., Graimann, B., Pfurtscheller, G., 2006. Seperability of four-class motor imagery data using independent components analysis. J. Neural Eng. 3, 208–216. https://doi.org/10.1088/1741-2560/3/3/003.

Nakayaman, K., Inagaki, K., 2006. In: A brain computer interface based on neural network with efficient pre-processing.Proceedings of the International Symposium on Intelligent Signal Processing and Communications (ISPACS'06), Yonago, Japan, December 2006, pp. 673–676.

Navarro, A.A., Ceccaroni, L., Velickovski, F., Torrellas, S., Miralles, F., Allison, B.Z., Scherer, R.R., Faller, J., 2011. In: Context-awareness as an enhancement of brain-computer interfaces.International Workshop on Ambient Assisted Living (IWAAL 2011), pp. 216–223.

Neuper, C., Muller, G.R., Kubler, A., Birbaumer, N., Pfurtscheller, G., 2003. Clinical application of an EEG-based brain-computer interface: a case study in a patient with severe motor impairment. Clin. Neurophysiol. 114 (3), 399–409.

Neuper, C., Muller-Putz, G.R., Scherer, R., Pfurtscheller, G., 2006. Motor imagery and EEG-based control of spelling devices and neuroprostheses. Prog. Brain Res. 159, 393–409.

Nijboer, F., Sellers, E.W., Mellinger, J., Jordan, M.A., Matuz, T., Furdea, A., Halder, S., Mochty, U., Krusienski, D.J., Vaughan, T.M., Wolpaw, J.R., Birbaumer, N., Kübler, A., 2008. A P300-based brain-computer interface for people with amyotrophic lateral sclerosis. Clin. Neurophysiol. 119 (8), 1909–1916.

Nomura, T., Mitsukura, Y., 2015. EEG-based detection of TV commercials effects. Procedia Comput. Sci. 60, 131–140.

Odom, J.V., Bach, M., Barber, C., Brigell, M., Marmor, M.F., Tormene, A.P., Holder, G.E., 2004. Visual evoked potentials standard. Doc. Ophthalmol. 108, 115–123.

Palaniappan, R., 2005. In: Brain computer interface design using band powers extracted during mental tasks.2nd International IEEE EMBS Conference on Neural Engineering, 2005 Conference Proceedings, pp. 321–324.

Parasuraman, R., Wilson, G.F., 2008. Putting the brain to work: neuroergonomics past, present, and future. Hum. Factors 50 (3), 468–474.

Pfurtscheller, G., Neuper, C., 2001. Motor imagery and direct brain-computer communication. Proc. IEEE 89 (7), 1123–1134.

Pfurtscheller, G., Guger, C., Müller, G., Krausz, G., Neuper, C., 2000. Brain oscillations control hand orthosis in a tetraplegic. Neurosci. Lett. 292 (3), 211–214.

Pfurtscheller, G., Müller-Putz, G.R., Schlögl, A., Graimann, B., Scherer, R., Leeb, R., Brunner, C., Keinrath, C., Lee, F., Townsend, G., Vidaurre, C., Neuper, C., 2006a. 15 years of BCI research at Graz University of Technology: current projects. IEEE Trans. Neural Syst. Rehabil. Eng. 14 (2), 205–210.

Pfurtscheller, G., Brunner, C., Schlögl, A., Lopes da Silva, F.H., 2006b. Mu rhythm (de)synchronization and EEG single-trial classification of different motor imagery tasks. NeuroImage 31, 153–159.

Piccione, F., Giorgi, F., Tonin, P., Priftis, K., Giove, S., Silvoni, S., Palmas, G., Beverina, F., 2006. P300-based brain computer interface: reliability and performance in healthy and paralysed participants. Clin. Neurophysiol. 117 (3), 531–537.

Polikov, V.S., Tresco, P.A., Reichert, W.M., 2005. Response of brain tissue to chronically implanted neural electrodes. J. Neurosci. Methods 148, 1–18.

Poulos, M., Felekis, T., Evangelou, A., 2012. Is it possible to extract a fingerprint for early breast cancer via EEG analysis? Med. Hypotheses 78 (6), 711–716. https://doi.org/10.1016/j.mehy.2012.02.016.

Pradhan, C., Jena, S.K., Nadar, S.R., Pradhan, N., 2012. Higher-order spectrum in understanding nonlinarity in EEG rhythms. Comput. Math. Methods Med. 2012,206857, 8 phttps://doi.org/10.1155/2012/206857.

Ramoser, H., Muller-Gerking, J., Pfurtscheller, G., 2000. Optimal spatial filtering of single trial EEG during imagined hand movement. IEEE Trans. Rehabil. Eng. 8, 441–446.

Rebsamen, B., Burdet, E., Guan, C., Zhang, H., Teo, C.L., Zeng, Q., Laugier, C., Ang, M.H., 2007. Controlling a wheelchair indoors using thought. IEEE Intel. Syst. 22 (2), 18–24.

Sakkalis, V., 2011. Review of advanced techniques for the estimation of brain connectivity measured with EEG/MEG. Comput. Biol. Med. 41 (12), 1110–1117.

Schalk, G., Schalk, G., Kubánek, J., Miller, K.J., Anderson, N.R., Leuthardt, E.C., Ojemann, J.G., Limbrick, D., Moran, D., Gerhardt, L.A., et al., 2007. Decoding two-dimensional movement trajectories using electrocorticographic signals in humans. J. Neural Eng. https://doi.org/10.1088/1741-2560/4/3/012.

Schlögl, A., Lee, F., Bischof, H., Pfurtscheller, G., 2005. Characterization of four-class motor imagery EEG data for the BCI-competition. J. Neural Eng. 2, L14–L22.

Sellers, E.W., Donchin, E., 2006. A P300-based brain-computer interface: initial tests by ALS patients. Clin. Neurophysiol. 117 (3), 538–548.

Sellers, E.W., Kübler, A., Donchin, E., 2006. Brain-computer interface research at the University of South Florida Cognitive Psychophysiology Laboratory: the P300 speller. IEEE Trans. Neural Syst. Rehabil. Eng. 14 (2), 221–224.

Sharanreddy, M., Kulkarni, P.K., 2013a. Automated EEG signal analysis for identification of epilepsy seizures and brain tumour. J. Med. Eng. Technol. 37 (8), 511–519.

Sharanreddy, M., Kulkarni, P.K., 2013b. Brain tumor epilepsy seizure identification using multi-wavelet transform, neural network and clinical diagnosis data. Int. J. Comput. Appl. 67 (2), 10–17.

Shibasaki, H., 2008. Human brain mapping: hemodynamic response and electrophysiology. Clin. Neurophysiol. 119, 731–743.

Smith, S.W., 1999. The Scientist & Engineer's Guide to Digital Signal Processing. California Technical Publishing.

Spüler, M., 2017. A high-speed brain-computer interface (BCI) using dry EEG electrodes. PLoS One 12 (2), e0172400. https://doi.org/10.1371/journal.pone.0172400.

Sreedharan, S., Sitaram, R., Paul, J.S., Kesavadas, C., 2013. Brain-computer interfaces for neurorehabilitation. Crit. Rev. Biomed. Eng. 41 (3), 269–279.

Stopczynski, A., Stahlhut, C., Petersen, M.K., Larsen, J.E., Jensen, C.F., Ivanova, M.G., Andersen, T.S., Hansen, L.K., 2014. Smartphones as pocketable labs: visions for mobile brain imaging and neurofeedback. Int. J. Psychophysiol. 91 (1), 54–66.

Taga, G., Homae, F., Watanabe, H., 2007. Effects of source-detector distance of near infrared spectroscopy on the measurement of the cortical hemodynamic response in infants. NeuroImage 38, 452–460.

Tanaka, K., Matsunaga, K., Wang, H.O., 2005. Electroencephalogram-based control of an electric wheelchair. IEEE Trans. Robot. 21 (4), 762–766.

Tangermann, M., Winkler, I., Haufe, S., Blankertz, B., 2009. Classification of artifactual ICA components. Int. J. Bioelectromagnetism 11 (2), 110–114.

Teplan, M., 2002. Fundamentals of EEG measurement. Sci. Rev. 2, 1–11.

Thomson, A.D., Guerrini, I., Bell, D., Drummond, C., Duka, T., Field, M., Kopelman, M., Lingford-Hughes, A., Smith, I., Wilson, K., Marshall, E.J., 2012. Alcohol-related brain damage: report from a Medical Council on Alcohol Symposium. Alcohol Alcohol. 47 (2), 84–91.

Tonet, O., Marinelli, M., Citi, L., Rossini, P.M., Rossini, L., Megali, G., Dario, P., 2008. Defining brain-machine interface applications by matching interface performance with device requirements. J. Neurosci. Methods 167 (1), 91–104.

Unde, S., Shriram, R., 2014. In: Coherence analysis of EEG signal using power spectral density.2014 Fourth International Conference on Communication Systems and Network Technologies (CSNT), pp. 871–874.

van Dokkum, L.E.H., Ward, T., Laffont, I., 2015. Brain computer interfaces for neurorehabilitation – its current status as a rehabilitation strategy post-stroke. Ann. Phys. Rehabil. Med. 58 (1), 3–8.

Vecchiato, G., Astolfi, L., De Vico Fallani, F., Salinari, S., Cincotti, F., Aloise, F., Mattia, D., Marciani, M.G., Bianchi, L., Soranzo, R., Babiloni, F., 2009. The study of brain activity during the observation of commercial advertising by using high resolution EEG techniques. Conf. Proc. IEEE. Eng. Med. Biol. Soc. 2009, 57–60. https://doi.org/10.1109/IEMBS.2009.5335045.

Wadeson, A., Nijholt, C.S.N., 2015. Artistic brain–computer interfaces: current state-of-art of control mechanisms. Brain Comput. Interfaces 2 (2), 70–75.

Waldert, S., Pistohl, T., Braun, C., Ball, T., Aertsen, A., Mehring, C., 2009. A review on directional information in neural signals for brain-machine interfaces. J. Physiol. Paris 103, 244–254.

Wang, W., Sudre, G.P., Xu, Y., Kass, R.E., Collinger, J.L., Degenhart, A.D., Bagic, A.I., Weber, D.J., 2010. Decoding and cortical source localization for intended movement direction with MEG. J. Neurophysiol. 104, 2451–2461.

Wei, C.-S., Chuang, S.-W., Wang, W.-R., Ko, L.-W., Jung, T.-P., Lin, C.-T., 2011. In: Implementation of a motion sickness evaluation system based on EEG spectrum analysis.2011 IEEE International Symposium on Circuits and Systems (ISCAS), pp. 1081–1084.

Weiskopf, N., Mathiak, K., Bock, S.W., Scharnowski, F., Veit, R., Grodd, W., Goebel, R., Birbaumer, N., 2004. Principles of a brain-computer interface (BCI) based on real-time functional magnetic resonance imaging (fMRI). IEEE Trans. Biomed. Eng. 51, 966–970.

Wolpaw, J., 2003. In: Brain-Computer interfaces: signals, methods, and goals.Proceeding of 1st International IEEE EMBS Conference on Neural Engineering. vol. 1, pp. 584–585.

Wolpaw, J.R., McFarland, D.J., 2004. Control of a two-dimensional movement signal by a noninvasive brain-computer interface in humans. Proc. Natl. Acad. Sci. USA 101 (51), 17849–17854.

Wolpaw, J.R., McFarland, D.J., Neat, G.W., Forneris, C.A., 1991. An EEG-based brain-computer interface for cursor control. Electroencephalogr. Clin. Neurophysiol. 78 (3), 252–259.

Wolpaw, J.R., Loeb, G.E., Allison, B.Z., Donchin, E., do Nascimento, O.F., Heetderks, W.J., Nijboer, F., Shain, W.G., Turner, J.N., 2006. BCI meeting 2005—workshop on signals and recording methods. IEEE Trans. Neural Syst. Rehabil. Eng. 14 (2), 138–141.

Wriessnegger, S.C., Hackhofer, D., Muller-Putz, G.R., 2015. Classification of unconscious like/dislike decisions: first results towards a novel application for BCI technology. Conf. Proc. IEEE Eng. Med. Biol. Soc, 2331–2334. https://doi.org/10.1109/EMBC.2015.7318860.

Xiang, L., Dezhong, Y., Wu, D., Chaoyi, L., 2007. Combining spatial filters for the classification ofsingle-trial EEG in a finger movement task. IEEE Trans. Biomed. Eng. 54, 821–831.

Yamanaka, K., Yamamoto, Y., 2010. Single-trial EEG power and phase dynamics associated with voluntary response inhibition. J. Cogn. Neurosci. 22 (4), 714–727.

Yijun, W., Ruiping, W., Xiaorong, G., Bo, H., Shangkai, G., 2006. A practical VEP-based brain-computer interface. IEEE Trans. Neural Syst. Rehabil. Eng. 14, 234–240.

Yuen, T.G.H., Agnew, W.F., Bullara, L.A., 1987. Tissue response to potential neuroprosthetic materials implanted subdurally. Biomaterials 8, 138–141.

Zabidi, A., Mansor, W., Lee, Y.K., Fadzal, C., 2012. In: Short-time fourier transform analysis of EEG signal generated during imagined writing.2012 International Conference on System Engineering and Technology (ICSET), pp. 1–4.

Zahr, N.M., Kaufman, K.L., Harper, C.G., 2011. Clinical and pathological features of alcohol-related brain damage. Nat. Rev. Neurol. 7, 284–294.

拓展阅读

Lowish, H., 2015. Brain computer interface on track to home. Sci. World J. 2015, 623896. https://doi.org/10.1155/2015/623896.

EEG 信号的实时获取

3.1　引言

　　脑机接口技术的持续进展，为采用非侵入方法实现通过神经信号控制外部设备 / 假肢，进而开发出高性能且稳定的系统创造了条件。传统上，基于 EEG 的 BCI 仅面向医疗应用领域。目前新兴的 BCI 技术，如用户友好且易穿戴的 EEG 头戴设备和 EEG 信号分析技术，使得将 BCI 扩展到其他应用领域成为可能，这些领域包括游戏、娱乐、情感识别、e-learning⊖、网络世界、自动化等。本章将循序渐进地阐述如何利用与眨眼相关的神经信号，开发基于 EEG 的 BCI 控制应用，这种应用有助于改善 / 恢复运动失能患者的生活。

　　文献中已经提出各式各样的技术，用于开发面向控制应用的新型 BCI。这类 BCI 通过运动想象、自主运动、视觉 / 听觉刺激等产生控制信号，实现新型的人机交互方式，有可能彻底改变医疗假体，尤其是神经控制的医疗假体。这对于残障人士的康复具有十分重要的意义。随着 BCI 应用的兴起，相关技术的研究显得更加必要和重要。研究人员已成功利用非侵入方法实时获取 EEG 信号，开发出面向真实环境控制的交互型 BCI。

　　在一项 1988 年的早期研究中，研究者利用脑电的 P300 成分，开发了一款人机交流系统，以帮助语言功能障碍患者。实验中，一些字母在屏幕上不断闪烁，被试仅需将注意力集中到自己内心选定的目标字母上，系统通过分析 P300 信号，就可以推断出被试心中选择了哪个字母（Farwell 和 Donchin，1988）。1990 年，Birbaurmer 等开发了一个非侵入式神经接口控制系统，帮助瘫痪患者控制计算机屏幕上的光标。1991 年，研究人员开发出一款用户仅凭思维（不用外部刺激）就能控制屏幕光标的基于 EEG 的应用系统（Walpaw 等，1991）。在类似的研究中，研究人员采集了左右手食指运动时的 EEG 信号，以及右脚运动时的 EEG 信号，这些 EEG 信号通过两种方式记录下来：三对双极 EEG 通道数据和 56 个 EEG 通道数据（Kalcher 等，1996；Peters 等，1998）。

　　在一项研究中，研究人员在被试头皮的初级运动皮层区域放置 EEG 电极，通

　　⊖　e-learning 的英文全称为 electronic learning，可译作"电子（化）学习""数字（化）学习""网络（化）学习"等，不同的译法侧重的角度不同。——译者注

过分析单次试验采集的神经信号，实现了对义手抓取动作的控制（Mahmoudi 和 Erfanian，2002）。该实验的 EEG 信号采集自残疾被试（肘部以下被截肢的被试），而非健康被试。这项研究的关键是，通过分析与被试的想象相对应的 EEG 信号，判断被试的意愿：是想要义手做握紧动作，还是想要义手做放开动作。另一项研究成功地开发了计算机与人脑的新型通信接口，该接口能将基于 EEG 的神经响应转译为对被试左手或右手的控制信号（Jia 等，2004）。实验中，被试想象左手或右手运动，与此同时，研究人员从被试的大脑感觉运动区域采集 EEG 信号。这类控制接口采集与用户的想象/意图相对应的脑活动信号，并利用此信号控制轮椅、义手、屏幕光标、机械四肢等外部设备（Li 和 Tianyou，2015）。在另一项实验中，研究者通过分析被试的运动想象 EEG 信号，让被试成功控制了义手运动。具体过程是：首先，用 Emotiv 脑电帽采集被试运动想象时的 EEG 信号；然后，用 OpenVibe 软件平台分析所采集的 EEG 信号，对用户的意图进行分类；最后，将分类后的神经信号转译为各种相应的控制义手运动的命令（Elstob 和 Secco，2016）。这些基于神经信号的康复系统表明，利用基于 EEG 的非侵入式 BCI 开发控制应用，可以显著改善严重残疾患者的生活（Höhne 等，2014）。

上述关于运动假肢的控制应用，主要利用从大脑运动皮层区采集的神经信号，虽然这比较符合直觉（Hatsopoulos 和 Donoghue，2009；Schwartz，2004），但是利用运动皮层之外的大脑皮层区域的神经信号开发运动假肢目前也颇受关注，这将为控制应用提供功能更全面的 BCI。采集到的神经信号一般带有各种伪迹成分，其中包括眨眼伪迹。伪迹通常是研究者想要尽可能剔除的，然而，现在研究者却开始创新地利用眨眼——尤其是有意眨眼——产生控制信号，进而设计出面向控制应用的 BCI。

通过分析与眨眼相关的 EEG 信号，研究者开发出了一款虚拟键盘。被试可以通过有意眨眼产生控制信号，从而控制系统选择虚拟键盘中的字符/按键（Chambayil 等，2010）。另一项研究则通过采集和分析与眨眼相关的 EEG 信号，以无线蓝牙的通信方式控制电动轮椅（Lin 等，2010）。该系统的脑控设备是轮椅，而轮椅带有由眨眼算法控制的直流伺服电机。

利用与眨眼相关的神经信号，可以设计出许多控制应用。开发和利用这类 BCI 可显著改善严重运动功能障碍患者的生活质量。例如，对于肌萎缩侧索硬化症（Amyotrophic Lateral Sclerosis，ALS）患者，虽然其控制肌肉的神经已经坏死，但利用与眨眼、眼动或思考相关的神经响应信号，可以开发出脑控设备，从而克服运动障碍。目前已经成功开发出一些基于 EEG 的 BCI 系统，可以帮助那些无法使用传统辅助设备的患者，使其能控制外部设备，并与环境或他人进行交流。

市场上已经出现了一些价格低廉、性能稳定的 EEG 采集设备，可以按理想的采样率获得高分辨率的 EEG 神经响应信号。如果要开发可移动的脑机接口，那么脑信号采集设备的尺寸和重量是需要考虑的重要因素。3.2 节将对当前各种 EEG 采集设备进行概述和比较。Iáñez 等（2009）利用一台分辨率高但庞大且沉重的 EEG 采集设备，成功开发出控制机械手臂的 BCI。然而，大尺寸设备限制了 BCI 的移动性能。市面上可购买到的 Emotiv 脑电帽（头戴式 EEG 采集设备）不仅轻便，而且用户友好，具有 14 个电极和标称型数据，为开发 BCI 提供了更灵活的选择。许多研究者已经成功使用这款设备开发了基于大脑信号的控制应用技术，并将思维模式、有意眨眼、眼动等转译为相应的控制命令。

本章的后续内容将介绍各种不同的 EEG 采集设备，然后详细阐述如何开发用于控制应用的、与眨眼相关的脑机接口。

3.2　采集设备概览

EEG 技术可广泛应用于医疗、脑机接口、假体工具、心理分析、神经科学、神经营销学、物联网、游戏等领域。这促进了高端、经济、可靠且稳定的 EEG 采集设备的研发。由于市场对 EEG 设备质量的要求不断提高，大批领先的制造商开始研发 EEG 设备以迎合用户的特定需求，并以具有竞争力的价格向消费者提供高性能的产品。EEG 设备的产品性能指标包括灵敏度、通道数、采样率、ADC 比特位数（分辨率）、电极分布、允诺的 EEG 范式、便携性、具有兼容性的分析软件和工具，以及具有竞争性的价格等。应该使用什么样的 EEG 设备，需要根据具体的应用需求进行选择。

接下来的几节将以文献 *IMOTIONS EEG 101 Guide*（imotions.com/blog/eeg/）为参考，从技术指标和价格等方面对各种消费级 EEG 设备进行比较分析。

3.2.1　依据性能指标的选择标准

选择 EEG 采集设备需要考虑电极数及其位置分布、所要求的采样频率、蒙太奇（montage），以及 ADC 比特位数（即信号分辨率）。

电极数及其位置分布：特定应用所采用的 EEG 记录范式决定了需要使用哪些电极。由于较强的神经响应仅发生在大脑的某些特定部位，故在选择设备时也需要考虑这方面的问题。例如，EEG 设备 Muse 的电极是固定的，不适合采集运动想象的 EEG 数据。相反，Open BCI 的电极可以随意放置，因而使用起来比较灵活。

采样率：采样率的设定依赖于所采集 EEG 数据的频率，通常设为感兴趣基频分的 2.5 倍以上。大多数设备的最小采样频率通常是每秒采集 256 个样本点，但在一些应用中需要更高的采样率。例如，有些应用需要直接从头皮表面记录 200 Hz 的脑活动信号，这时 EEG 系统的采样率需要设为 480 Hz。如果采样率达不到要求，那么从数字信号恢复出来的模拟信号可能会失真。为了保证信号采集的准确率，还需要仔细考虑 EEG 采集设备的采样偏差（sampling skew）。采样偏差是指当某些采集通道并没有同时采样时，通道之间的采样时间点存在偏差的现象。为了避免出现采样偏差，采集设备通常使用突发模式（burst mode）进行采样，以提高相邻通道的采样速度，并抑制采样偏差的扩展。

蒙太奇：蒙太奇是指将成对的通道电极连接到 EEG 采集设备的各个放大器的方式。标准的蒙太奇包括公共参考、平均参考或双极导联。在公共参考方式中，每个放大器可以捕捉一个感兴趣的头皮电极与参考电极之间的电位差，此时，所有通道电极的参考电极被指定为同一个电极。在平均参考方式中，每个通道电极的记录都被标识，并且将所有通道电极的记录相加后平均，再将所得的平均值通过一个相连的高值阻抗，其结果即为参考值，并作为采集设备中每个放大器的第二输入值。在双极导联方式中，电极之间串联在一起，常用从头皮前端到头皮后端的连线或横向跨过头皮的连线相连。EEG 设备可采用在线或离线的方法改变蒙太奇方式，但是，只有使用公共参考电极采集 EEG 时，才能改变蒙太奇方式。另外，如果采用公共参考方式，此后还可用不同的蒙太奇方式显示数据。

ADC 比特位数：模数转换器（Analog-to-Digital Converter，ADC）的比特位数可用于估计所采集电压的范围，也可用于表示信号分辨率。这里，信号分辨率是指电压的模拟值转换为数字值的分辨率。例如，一个具有两比特位的数字系统，如果以 "0" 和 "1" 作为符号，可表示 4 个不同的数（00、01、10 和 11）。因此，假如范围在 0～10 V 的电压需要用仅有两比特位的数字系统测量，那么电压的范围必须分为 4 个部分（0～2.5 V、2.5～5.0 V、5.0～7.5 V 和 7.7～10 V），此时电压的分辨率为每比特 2.5 V。类似地，具有 3 比特位的数字系统可表示 2^3 个不同的电压档次，具有 12 比特位的数字系统可表示 4096（2^{12}）个电压档次，具有 16 比特位的数字系统可表示 65 536（2^{16}）个电压档次。然而，ADC 比特位数越高，并不一定意味着信号的采集质量越好。

3.2.2　各类 EEG 设备

市面上出售的 EEG 设备按价格可分为三类：低端设备（99~1000 美元）、中端设备（1000~25 000 美元）和高端设备（高于 25 000 美元）。

低端设备如图 3-1 所示，包括：

- Emotiv EPOC/EPOC +（14 通道）
- Emotiv Insight（5 通道）
- Muse（4 通道）
- NeuroSky Mindwave（1 通道）
- OpenBCI（8~16 通道）

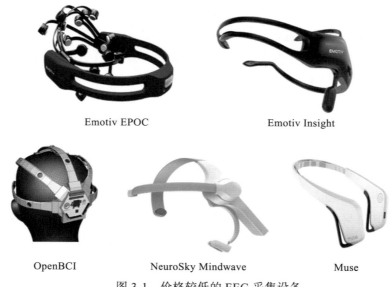

Emotiv EPOC   Emotiv Insight

OpenBCI   NeuroSky Mindwave   Muse

图 3-1   价格较低的 EEG 采集设备

　　这些 EEG 设备的成本较低，主要是由于采集脑信号的电极数较少。NeuroSky 仅有 1 个通道，而 Muse 也仅有 4 个通道，但是，二者可以提供有助于冥想和睡眠的神经反馈。Emotiv 有两种类型（5 通道和 14 通道），各有不同的内嵌硬件（包括放大器和 ADC），用以提高脑信号的采集质量和以无线方式传输采集的脑信号。OpenBCI 作为开源平台，提供了用于 EEG 信号分析的低成本解决方案。

　　中端设备如图 3-2 所示，包括：

- Wearable Sensing 头戴式脑电采集设备（支持 7～24 通道）
- ANT Neuro eegort/eego 运动帽采集设备（支持 8～32 通道）
- Neuro electrics 头戴式脑电采集设备（支持 8～32 通道）
- G.tec Nautilus 无线采集设备 /Nautilus PRO 无线采集设备（支持 8～64 通道）
- BioSemi 头戴式脑电采集设备（支持 16～64 通道）
- Cognionics 头戴式脑电采集设备（支持 20～30 通道）
- mBrainTrain 头戴式脑电采集设备（支持 24 通道）
- Brain Products LiveAmp 头戴式脑电采集设备（支持 32 通道）

　　这些 EEG 设备价格中等，主要与电极数的增加有关。大多数制造商（Wearable Sensing、ANT Neuro、Cognionics、G.tec、mBrainTrain、Neuroelectrics、Brain Products LiveAmp 和 BioSemi）提供中等价格的无线 EEG 采集解决方案，提高了设备的可移动性和舒适性。在大多数情况下，使用这些设备采集 EEG 数据时，可不使用导电膏，从而减少了采集时间。这些设备还具有可灵活选择的系统，可选通道数高达 64 个。此外，这些设备都得到清晰有效的标准支持，可对大脑的认知状态进行快速、有效且深入的观察。

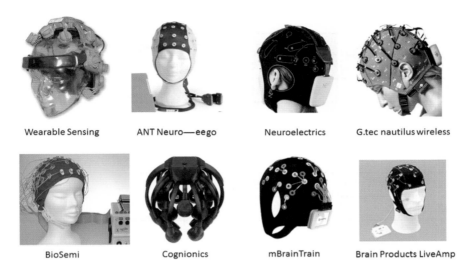

图 3-2　价格中等的 EEG 设备

高端设备包括：

- ANT Neuro eegort/eego 运动帽采集设备（64 通道）
- ANT Neuro eegomylab 采集设备（32～256 通道）
- Brain Products actiCHamp 采集设备（32～160 通道）
- BioSemi 采集设备（32～256 通道）

这些高端设备有大量的电极通道，因而可以提供高分辨率的 EEG 信号。actiCHamp（Brain Procducts）的电极数最少是 32 个，最高达到 160 个。BioSemi 和 ANT Neuro 最高有 256 个通道。

3.2.2.1　Emotiv EPOC/EPOC+ 脑电帽

Emotiv EPOC（www.Emotiv.com/epoc/）是一款颇受欢迎的头戴式 EEG 采集设备，具有高分辨和 14 个便携式采集通道，价格适中，并且带有易用的、含专利软件的开发平台，是 DIY 项目使用最广泛的 EEG 采集设备，允许实时分析脑信号数据。其特点和技术指标列举如下（参见表 3-1）。

表 3-1　头戴式 EEG 采集设备 Emotiv EPOC 的技术指标（www.emotiv.com/epoc/）

技术指标	头戴式 EEG 采集设备 Emotiv EPOC
通道数	14
参考电极	在 P3/P4 位置的 CMS/DRL
电极分布	AF3、F7、F3、FC5、T7、P7、O1、O2、P8、T8、FC6、F4、F8 和 AF4
采样技术	序列；单 ADC 14/16 比特位
采样率	每秒 128 或 256 个样本点（内部 2048 Hz）
允许带宽	0.2～45 Hz

（续）

技术指标	头戴式 EEG 采集设备 Emotiv EPOC
工频移除	数字陷波滤波器：50 Hz，60 Hz
滤波器	数字 sinc 滤波器；五阶
耦合模式	AC 耦合
电池	锂聚合物电池，680 mAh，典型续航：12 小时
频率响应	0.16～43 Hz
最低有效比特位分辨率	0.51 μV（14 比特位）/0.13 μV（16 比特位）
动态幅值范围	±4.17 mV
连接方式	无线 2.4 GHz（USB 接收加密狗）
可记录的 EEG 范式	各种面部表情 / 活动
兼容性	Windows、OSX、Linux、Android 和 iOS

特点

- 具有时尚的、用户友好的、易搭建的灵巧设计
- 支持无线传输
- 空间分辨率高，可确保完整的神经信号分析过程
- 使用盐溶液的湿电极
- 能捕捉并提供原始的 EEG 数据集
- 允许实时分析
- 提供性能度量，能捕捉人的情感状态、基于思维的命令和面部活动的状态
- 能在实时模式下提供反馈，可用于神经营销应用
- 允许自适应地实时调整接口
- 采用人工智能技术，具有更好的可解释性

Emotiv EPOC+ 是一款市面上有售的、价格适中的头戴式 EEG 采集设备，可为 BCI 应用的持续创新提供较高的信号分辨率和足够的空间分辨率，其特点与 Emotiv EPOC 相似。Emotiv EPOC+ 可以用无线方式连接到计算机、平板电脑和智能手机。对于不同的操作系统平台，其要求如下：

- Windows：Intel Pentium G（或相当的）；MS windows 7、8 或 10；2 GB 内存；200 MB 硬盘；USB2.0 端口。
- MAC：OS（10.11.x，10.12.x）；2 GB 内存；500 MB 硬盘；USB2.0 端口。
- Linux：Intel Pentium G；Ubuntu version 16.04 版本或最新升级版，Fedora v20；2 GB 内存；200 MB 硬盘；USB2.0 端口。
- Android：Android 4.3.4+；蓝牙 SMART 功能；实现 HID 主机模式的 USB-

OTG 功能。

- iOS 9.0 或更新版本，iPhone 5 或更新版本，iPod Touch 6，iPad 3 或更新版本，iPad mini。

3.2.2.2 Emotiv Insight

Emotiv Insight 是 Emotiv 公司推出的第二款价格低廉的创新产品，可以满足日常的认知性健康监测。得益于大量研究实践的支持，Emotiv Insight 已经成为新一代头戴式 EEG 采集设备。它有 5 个传感器和 2 个参考传感器，具有无线传输功能，能提供优化的、稳定的、无噪声的信号。表 3-2 列举了其相应的技术指标（www.emotiv.com/epoc/）。

表 3-2　头戴式 EEG 采集设备 Emotiv Insight 的技术指标

技术指标	头戴式 EEG 采集设备 Emotiv Insight	技术指标	头戴式 EEG 采集设备 Emotiv Insight
通道数	5	耦合模式	AC 耦合
参考电极	带去噪配置的 CMS/DRL	电池	锂聚合物电池，480 mAh，典型续航：8 小时
电极分布	AF3、AF4、T7、T8 和 Pz	频率响应	0.5～43 Hz
采样技术	15 比特位	最低有效比特位分辨率	0.51 μV（14 比特位）
采样率	每个通道每秒 128 个样本点	动态幅值范围	±4.17 mV
允许带宽	0.2～45 Hz	连接方式	2.4 GHz 无线 USB 加密狗
工频移除	数字陷波滤波器：50 Hz，60 Hz	可记录的 EEG 范式	面部表情
滤波器	数字 sinc 滤波器；五阶	兼容性	Windows、OSX、Linux、Android 和 iOS

特点

- 精密、轻便、人体工学设计
- 高空间分辨率，能满足对脑信号的深入研究
- 允许实时仿真脑信号
- 亲水性聚合物生物传感器，并可无线连接到手机、平板电脑和计算机
- 具有动作传感器，可以精确记录头部的位置和运动
- 能提供原始的 EEG 数据流，并带有专利软件
- 允许多自由度的控制应用
- 提供性能度量，可以捕捉情感状态、心理状态和面部表情
- 覆盖头皮的主要区域，能捕捉的脑活动区域包括额叶区（决策功能）、顶叶 – 颞叶区（听觉、空间 / 坐标）和顶叶 – 枕叶区（视觉），从而能深入洞察情感

状态、心理活动和记忆过程

- 具有对脑区建模的先进算法

MyEmotiv 是 Emotiv Insight App 的最新版本，随附于 EEG 采集设备 Emotiv Insight 和 EPOC+。

特点

- 采集、存储和回放神经信号
- 量化六种认知和情感状态：专注、紧张、兴奋、放松、感兴趣和沉浸
- 有三维观察器 BrainViz，可以辅助实时探索
- 允许与之前的实验和 Emotiv 社区的结果进行比较
- 可监控日常生活，以改善专注和紧张
- 与 iOS 9.0 或更高版本的操作系统兼容。推荐设备：iPhone 5 及更新版、iPod Touch 6

3.2.2.3　Muse

Muse 是一款能帮助用户进入冥想状态的 EEG 设备，可以提升冥想体验，并根据用户意识的实时状态不断调整音景，从而让用户渐渐进入冥想状态。Muse 能让用户精神更加集中，减少与紧张、压抑和焦虑相关的症状，从而提高生命质量。Muse 还有一些冥想专家推荐的练习，以帮助用户学习如何冥想。

特点

- 4 个通道，1 个参考电极，2 个接地电极
- 静态电极位于 AF7 和 AF8
- 采样率设为 256 Hz
- 支持专注的冥想
- 主要的音景：沙滩、热带雨林和沙漠
- 为用户设定奖赏积分和进阶标志，以帮助用户自我激励
- 可以建立多个账号，与家人和朋友分享
- 提供分析报告，并测算进度
- 干电极
- 与 Windows、Mac、Linux、Android 和 iOS 兼容
- 可记录的 EEG 范式：放松和精神集中水平、前额非对称及 P300

3.2.2.4　OpenBCI

OpenBCI 是一款开源的头戴式 EEG 采集设备，最多有 16 个通道，也有价格较低的 4 通道系统。OpenBCI 由 2013 年的 Kick 开创者项目设计，现在已经有开源的 3D 打印脑电帽。

特点

- 允许灵活安置电极
- 兼有干电极和湿电极
- 采样率为 256 Hz
- 通道分辨率为 24 比特位
- 高增益低噪声 ADC
- 有 8 个生物电输入通道：EEG、EMG 和 ECG（反向共模噪声）
- 与 Arduino 兼容（5 个 GPIO 针脚）
- 无线通信：RF Digital RFD 22301，低功耗蓝牙（Bluetooth Low Energy，BLE），经 USB 的高数据传输率
- 高功率的模拟前端
- 三轴加速度传感器（16 比特位的数据输出）
- 开源软件和硬件
- 可用于最多仅需 16 个通道的 EEG 范式

3.2.2.5　NeuroSky Mindwave

NeuroSky Mindwave 仅有单通道，是一款简单廉价的 EEG 采集设备，可以非常容易地感知脑信号。NeuroSky Mindwave 采用的 EEG 生物传感器技术为健康、教育、研究等应用提供了清晰的输入信号，以实现各种控制应用。NeuroSky Mindwave 仅通过单个芯片对脑信号进行精确采集与分析处理，提供了高性能的生理信号获取与分析解决方案。NeuroSky 公司提供的 EEG 采集设备包括 TGAT1/TGAM1 和 TGAT2（http://neurosky.com/biosensors/eeg-sensor/）。

TGAT1/TGAM1 的特点

- 直接连接：干电极
- 置于 AFz 的牢固电极
- 滤波器具有很强的噪声免疫功能
- 采样率：512 Hz
- 分辨率：12 bits（比特位）
- 带宽：3～100 Hz
- 可记录的 EEG 范式：记录大脑执行不同活动时的原始 EEG 数据集

TGAT2 的特点

- 带宽：0.5～100 Hz
- 更好的共模拒绝率，以达到紧凑的降噪尺寸
- 非常高的 ADC 分辨率（16 bits）

3.2.2.6　Wearable Sensing

Wearable Sensing 公司的产品 DSI-24 是一款无线、便携、研究级的头戴式 EEG 采集设备，所采集的 EEG 信号具有较高的质量，已经用于各种应用中，也可用于实时的应用场合。使用 DSI-24，准备时间不超过 5 分钟即可开始采集 EEG 信号，并且用户可舒适地佩戴大约 8 个小时。Wearable Sensing 公司的 EEG 采集设备的主要特点列举如下，其技术指标如表 3-3 所示（http://www.wearablesensing.com/DSI24. php）。

表 3-3　Wearable Sensing 公司脑电帽的技术指标

技术指标	Wearable Sensing 公司的脑电帽（DSI-24）
通道数	21 个电极位置遵循国际 10-20 系统
电极位置	FP1、FP2、Fz、F3、F4、F7、F8、Cz、C3、C4、T3、T4、T5、T6、P3、P4、O1、O2、A1 和 A2
共模电压跟随器	Pz 传感器作为电压跟随器
接地电极	1 个接地电极 FPz
放大器 / 数字转换器	1 个 24 通道的放大器 / 数字化器
采样率	300 Hz
运行时间	连续工作（热插拔电池）
带宽	0.003～150 Hz
数字输入	8-bit 数字输出
模数转换器	16-bit 分辨率的 ADC
模拟 / 数字分辨率	输入分辨率为 0.317 μV
增益	60
共模抑制比	>120 dB
最大输入范围	10 mV（峰峰值）
噪声（1～50 Hz）	<3 μV（峰峰值）

特点
- 21 个电极，其位置遵循国际标准的 10-20 系统
- 锂离子电池
- 干电极传感器，可以捕捉连续的 EEG/EMG/ECG 数据，并且可以长时间采集和分析
- 不需要使用导电膏
- 可以在线或离线分析信号
- 允许以定量模式进行认知状态的分析与识别

- 采用无线传输模式（10 米范围内）将采集的信号数据传输到接口设备
- 专利软件提供有效的学习算法，分析与解释所采集的数据

3.2.2.7　Ant Neuro（Eegomylab）

Eegomylab 是 Ant Neuro 为满足当前研究人员的需求推出的产品，其 EEG 通道数从 32 个到 256 个，并且可以灵活地分为多个不同的 62 通道组合，以满足不同的应用需求。Eegomylab 能以高达 16 kHz 的采样率高速采集数据，因而不会丢失信息。其放大器有 1 GΩ 的超高输入阻抗，准备时间短，故采集质量得以优化。适合 Eegomylab 的 EEG 范式包括（SS）VEP、AEP、MMN 和 P300。可以通过 8 位 TTL 触发器输入端口与第三方设备同步运行。

Eegomylab 带有用于改进性能的许多软件选项，还可以与带屏蔽功能的 Waveguard 脑电帽组合使用，即使在没有屏蔽室的情况下，也能采集到高质量的 EEG 信号。屏蔽保护功能可以防止脑信号受到 50/60 Hz 的噪声干扰，也使得脑电帽不再需要另外的预放大器。

3.2.2.8　Neuroelectrics（Enobio 32）

Neuroelectrics 是一家从事大脑健康领域的公司，对大脑失常的研究、诊断和治疗提供支持。Enobio 32 是 Neuroelectrics 公司的产品，可以捕捉高密度的 EEG 信号，并带有集成的用户界面和频谱图，能对频谱数据进行实时的 3D 可视化分析。Enobio 32 的主要特点列举如下，其技术指标如表 3-4 所示。

表 3-4　Neuroelectrics（Enobio 32）脑电帽的技术指标

技术指标	Neuroelectrics（Enobio 32）脑电帽
通道数	32
采样技术	24 bits
采样率	500 SPS
带宽	0（DC）至 125 Hz
输出格式	European data format（.edf），原始 EEG 数据，ASCII
电池	锂电池，典型续航 14 小时
输入阻抗	1 GΩ
LSB 分辨率	0.05 μV（24 bit）
观测噪声	<1 μV RMS
连接方式	Bluetooth 2.1
可记录 EEG 范式	运动想象 ERD、SSVEP 和 P300，神经调控，用户情感状态，生物测定学
兼容性	Windows7、8 和 Mac-OS-X，用于联网设备控制的软件工具箱 MatNIC，电神经的 NUBE 云

特点

- 信噪比高，动态范围宽
- 可记录 EEG 的各个子频带（delta、theta、alpha、beta 和 gamma）
- 采集 EEG 的同时，搜集 100 S/s 三轴加速度计记录的数据
- 采集的准备时间小于 5 分钟
- 无线、轻量、舒适、可充电
- 能以 "Holter" 模式采集 EEG 数据
- 适用于儿童和成人
- 在 Matlab 中，可以用 MatNIC 软件工具箱进行实时分析数据

3.2.2.9　Brain Products：LiveAmp（32 通道）

LiveAmp 是 Brain Products 公司推出的一款创新的可穿戴产品，能以无线移动的方式采集高质量的 EEG 信号，被广泛用于运动、睡眠、认知状态等研究，以及分析真实环境下或执行复杂任务时（如驾驶喷气式战斗机）的工作负荷。LiveAmp（32 通道）脑电帽（http://www.brainproducts.com/productdetails.php?Id=63）的技术指标如表 3-5 所示。

表 3-5　LiveAmp（32 通道）的技术指标

技术指标	Brain Products：LiveAmp（32 通道）
通道数	32 个单极通道，或 24 个单极和 8 个双极通道
分辨率	24 bits
采样率	1000 Hz
低通滤波器	三阶 sinc 滤波器，−3dB 频率抑制，根据采样频率的不同，分别有 1000 Hz：262 Hz；500 Hz：131 Hz；250 Hz：65 Hz
增益因子	12
电池	内嵌可充电电池，容量：1000 mAh
分辨率	40.7 nV/bit
动态范围	± 341.6 mV
输入噪声	<2 μVpp（0.01 Hz 到 65 Hz，以 250 Hz 采样率）
连接方式	2.402～2.480 GHz ISM 频带
兼容性	Windows 7, 32 位和 64 位，Windows 8.1, 64 位，Windows 10，软件：版本号为 1.21.0001. NET 4 的 BrainVision Recorder

3.2.2.10　Brain Products：ActiHamp

Brain Products 公司的 ActiHamp 是一款创新产品，能以用户友好且廉价的方式采集人的 EEG 信号，具有 24-bit 的分辨率和高达 160 个通道。其技术指标如表 3-6 所示，其特点列举如下。

表 3-6　Brain Products：ActiHamp 的技术指标

技术指标	Brain Products：ActiHamp	技术指标	Brain Products：ActiHamp
每个单元的电极数	32	输入电压范围	±409 mV
最大电极数	160	分辨率	0.0487 μV/bit
带宽	DC～20 kHz	共模抑制（CMR）	>100 dB
ADC 位数	24 bits	电源	扩展电池（actiPOWER）
输入噪声	2 μVpp（0.1～30 Hz）	最大采样率	100 kHz
动态范围	0～100 kΩ	电池	铅蓄电池

特点

- 24-bit，actiCAP 通道电极
- 可以安装 32、64、96、128 或 160[⊖]个 EEG 通道
- 全范围的生物信号传感器，用于各种测量
- 高采样率（可达 100 kHz）和大范围带宽
- 提供不同数量的通道
- 与一些开源的脑信号采集设备兼容

3.3　开发基于 EEG 的 BCI 以获取眨眼信号

开发面向控制应用的 BCI 的关键是选择有效且可靠的诱发技术，以产生与神经信号相关的控制信号。文献中描述的诱发过程包括运动想象、眼动、有意眨眼等。本章的研究旨在开发一个基于 EEG 的 BCI 系统，用来捕捉眨眼动作，并创建可以帮助残疾 / 瘫痪患者康复的控制应用。因此，这里被试的动作任务是执行有意眨眼动作。整个系统包括实时采集 EEG 信号、预处理 EEG 信号、以实时在线或离线的方式分析 EEG 信号，以及将信号分析提取的特征集转译为设备控制命令，如图 3-3 所示。系统的目的是从正常放松状态的神经信号中识别出有意眨眼的部分。

3.3.1　选择 EEG 采集设备

根据 3.2 节关于各种 EEG 信号采集设备的详细分析，这里选定的实时采集原始 EEG 信号的设备是 Emotiv 脑电帽（https://www.emotiv.com）。这款价格和性价比适中的设备带有 14 个电极，能从头皮实时捕捉 EEG 信号，具有 16 位的分辨率，能序贯采样，含 0.2～45 Hz 的可选带宽。其 14 个电极包括额叶电极（AF3、AF4、F7、F8、F3、F4、FC5 和 FC6）、颞叶电极（T7 和 T8）、顶叶电极（P7 和 P8）和枕叶电

⊖　原文此处为 168。——译者注

极（O1 和 O2），如图 3-4 所示。此外，还有两个参考电极（CMS 和 DRL），分别位于左右耳垂后与颈部交接的头骨处；两个额叶电极 AF3 和 AF4 位于眉毛以上大约三根手指的位置。所有电极的位置都遵循国际标准的 10–20 电极系统（图 2-2）对称地分布于头皮区域。

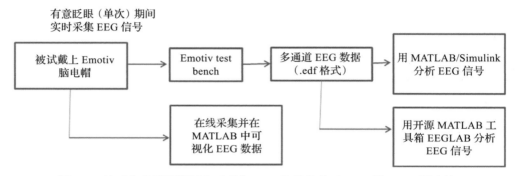

图 3-3　针对有意眨眼期间实时采集 EEG 信号的基于 EEG 的 BCI 开发框架

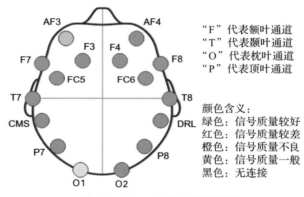

图 3-4　Emotiv 脑电帽的通道

Emotiv 脑电帽具有 128 Hz 的采样频率，可将被试的大脑信号转为数字格式，再经必要的放大和滤波处理后，以无线方式传输到计算机的 USB 接收器上。利用 Emotiv 脑电帽自带的软件开发包（Software Development Kit，SDK）可获取原始 EEG 数据。这些原始 EEG 数据以加密数据包的形式进行传输，并由安装在计算机上的软件 EMOTIV test bench 接收，经解密后，每个采样数据点会自动显示在图形用户界面（Graphical User Interface，GUI）中 14 个 EEG 通道对应的位置上。

3.3.2　EMOTIV test bench

Emotiv 脑电帽自带专利软件 EMOTIV test bench。EMOTIV test bench 可以通过 USB 接收器，实时接收多通道的 EEG 数据包，并将其显示在 GUI 上，如图 3-5 所示。除了实时可视化 14 个通道的 EEG 数据，EMOTIV test bench 还可将这些与时间相关的 EEG 数据以 .edf（European data format）格式的文件记录下来，以便后续的离线分析或数据回看。此外，EMOTIV test bench 还包含文件格式转换器，能实现从 .edf 到 .csv（comma separate values）的格式转换。

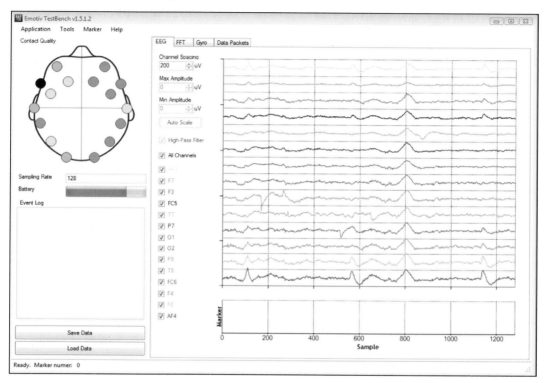

图 3-5   EMOTIV test bench

EMOTIV test bench 的主要特点列举如下：

- EMOTIV test bench 能在时长为 5 秒的滚动时间窗口中，实时显示 EEG 信号。
- 使用前，需给电极注入一点盐水，确保其与头皮接触良好，以获得高质量的信号。EMOTIV test bench 屏幕（图 3-5）的左面板的内嵌方框会提示电极 – 头皮之间的接触质量是否良好。方框中电极的颜色如果由红变绿，则表示接触良好（参见图 3-4），这样的互动式 GUI 提供了高效的校准系统。
- 使用 EMOTIV test bench，能很方便地将实时和回看模式所需的时间标签包含进不断接收的实时 EEG 数据流中。设置标签可以确保神经信号与被试所执行的特定任务同步。
- 在 EMOTIV test bench 的右面板中，可根据具体的应用需求，选择单个或多个通道实时采集 EEG 信号。
- 内嵌有截止频率为 0.16 Hz 的高通滤波器，从而可通过去除背景伪信号，调整 DC 偏移值并纠正基线。

- 可采用幅值和分贝两种模式显示功率和幅值的计算。
- 包含 FFT 软件包，以实时显示选定通道的功率谱（功率以分贝为单位，频率以 Hz 为单位）。
- 通过自定义显示的 EEG 子频带直方图，可显示接收到的 EEG 信号特定频带（delta、theta、alpha 和 beta）的功率水平。
- 可选择 FFT 滤波器的窗口函数类型（Hamming、Hanning、Blackman、rectangle等）和获得 FFT 所需的样本个数。通常选择尖锥形窗口函数，以便去除可能会在功率谱中引入噪声的翘曲伪迹。
- 在通过蓝牙 USB 软件加密狗无线传输 EEG 信号时，数据包在窗口中以 5 秒时长滚动显示，从而可提示丢失的数据包个数。

3.3.3　理解 .edf 格式

Emotiv 采用一种称为 .edf（European data format）的标准二进制格式采集 EEG信号。.edf 格式始于 1992 年，被广泛用于多通道电生理数据的有效交换。.edf 数据文件包含一段未中断 / 连续的数字化 EEG 记录，其中包含头信息和紧接在头信息之后的一个或多个 EEG 数据记录。头信息中包含一般信息（被试标识、起始日期和时间、记录数、记录持续时间等）以及记录每段 EEG 信号的技术详情（采样率、校准、滤波器指标、通道名称、电极类型等）。EEG 数据记录中包含每个通道采集的、连续的且固定持续时间的样本数据段（epoch）。

数据文件的每列对应一个通道的信号值，Emotiv 脑电帽的所有 14 个通道的信息包含在数据文件的 14 列中。Emotiv 脑电帽的采样频率是 128 Hz，这意味着 1 秒钟时间段的数据中含有 128 个样本点。因此，每个数据文件中含有与 128 个样本点对应的 128 行，每行表示的是对应 1/128 秒的各通道数据。[^1]

3.3.4　捕捉眨眼信号的实验设计

本小节介绍实验的方案和技术细节。该实验通过采集 EEG 信号，实现非侵入式的 BCI，目的是开发借助神经信号的控制应用。这里介绍如何设计实验，用以捕捉与被试有意眨眼相关的大脑活动信号，并讨论以下两种获取想要的神经信号的技术方案：

- 第一种技术方案是用 EMOTIV test bench 实时获取 EEG 信号。获取的 .edf 格式的 EEG 数据可用于离线分析。离线分析需要将 EEG 数据导入 MATLAB 的工作空间，并开发相应的算法，以及利用开源的 MATLAB 脑成像工具箱。

---

[^1]: ⊖　为了更便于理解，本段的翻译与原文的顺序不同。——译者注

- 第二种技术方案是直接在 MATLAB 中，在线分析和实时处理 EEG 数据。这些 EEG 数据由 USB 接收器通过蓝牙技术接收，该 USB 接收器支持采用 IEEE 802.11b/g 标准的 2.4 GHz 无线带宽进行发送 / 接收数据。

脑机接口的研究表明，运动皮层区会产生与任何有意运动的动作 / 任务相应的神经信号（Hatsopoulos 和 Donoghue，2009；Schwartz，2004）。运动皮层区位于大脑皮层的额叶，如图 1-3 所示。在本研究中，被试执行的动作任务是有意单次眨眼，目的是开发出一个控制应用。这项研究假设额叶通道最能体现与有意眨眼相关的神经信号，该假设将分别用上述两种技术方案进行验证。

3.3.4.1 用 EMOTIV test bench 获取 EEG 信号

在此实验中，被试者的 EEG 信号通过实时方式进行采集。四名志愿者被试（平均年龄 30±8 岁）参加了此项研究。为了建立一个作为基准的 BCI 系统，实验所选择的被试都是健康的，没有任何神经生理疾病，也没有服用任何药物。实验过程中确保周围环境中不存在电磁干扰源。实验参与者都大致了解实验内容和要采集的神经信号的类型，并知道要设计的是基于单次眨眼的 BCI 系统，也知悉所采用的技术方案。实验按照图 3-6 所示的方案，建立与有意眨眼相关的 EEG 数据库。

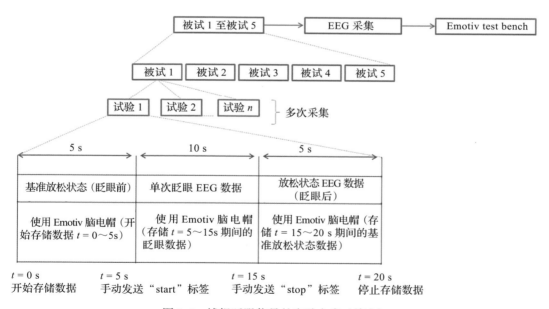

图 3-6　捕捉眨眼信号的实验方案（单次）

每次试验（trial）的开始和结束阶段分别是 5 秒的放松状态，在此阶段，被试不能眨眼。采集放松状态的信号是为了获得基准 EEG 信号，以便在分析时更容易识别出眨眼时刻。实验步骤如下：

- 实验开始时，指导被试以放松状态坐好，然后采集 5 秒的基准 EEG 信号。

- 在 $t = 5\,s$ 时，手动发送标签"start"，与此同时，被试执行一次有意眨眼动作。
- 在 $t = 15\,s$ 时，手动发送另一个标签"stop"，表示在 $t = 5\sim15\,s$ 期间执行了一次眨眼动作。
- 采集另外 5 秒放松状态下的基准 EEG 信号。

为了构建稳定可靠的与单次眨眼相关的 EEG 数据库，进行了多次 EEG 数据采集，每次采集的持续时间为 20 秒。这 20 秒的 EEG 数据包含 Emotiv 脑电帽 14 个电极的多通道数据，通过蓝牙 USB 传送到接收信号的笔记本电脑，并在 EMOTIV test bench 软件中显示出来。这些记录的数据被存储为 .edf 文件，以便后续在时域和频域中对其进行分析，并从中识别出执行的眨眼动作。图 3-7 显示了整个处理过程。

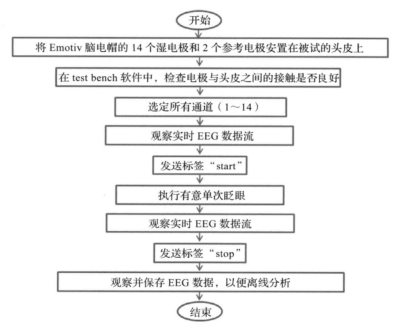

图 3-7　使用 EMOTIV test bench 获取 EEG 信号的过程

3.3.4.2　直接在 MATLAB 中在线获取 EEG 信号

在上述方法中，需先用 EMOTIV test bench 接收 EEG 信号，然后再将其导入 MATLAB 中进行离线分析。然而，通过 EMOTIV test bench 存储神经信号到数据库中的方法可能导致信息损失。另一种方法是，通过 MATLAB 直接实时地接收多通道在线 EEG 数据，从而减少信息损失，而且能无延迟地实时可视化和分析 EEG 信号。这样的在线 BCI 系统可有效帮助瘫痪患者，也可开发成控制假体的有效工具。这种方法除了需要 Emotiv 脑电帽，还需要使用应用程序接口（Application Program Interface，API）开发出有效的生理信号处理算法，以分析获得的数据并理解相关神经模式的动态特性。这样的在线获取并显示 EEG 的系统，能够克服基于 Emotiv 自带专利软件 EMOTIV test bench 的 API 的局限性。它利用 Emotiv 脑电帽工具箱的 EDK 库，实时显示并存储 EEG 信号。开发利用现场采集的 EEG 信号的实时应用，需要某些 Emotiv 动态链接库文件（edk.dll 和 edk_utils.dll）和头文件（EmoStateDLL.h、edk.h 和 edkErrorCode.h），以及一个 mat 文件 EmotivEEG.m。

直接在 MATLAB 环境中在线获取脑信号的步骤如下（https://in.mathworks.com/matlabcentral/fileexchange/36111-Emotiveeg-headset-toolbox）：

- 下载开源的基于 MATLAB 的工具箱 EmotivEEG，存放到文件夹 1。
- 将下列 Emotiv 开发文件加入文件夹 1：
    - i. edk.dll
    - ii. edk_utils.dll
    - iii. EmoStateDLL.h
    - iv. edk.h
    - v. edkErrorCode.h
- 将文件夹 1 添加到 MATLAB 的工具箱目录下。
- 开启有 14 个电极的脑电帽，按 3.3.1 节所述的方法，将其稳固地安放在被试的头皮上。
- 连上蓝牙 USB 软件加密狗，以便将所采集的 EEG 信号无线传输到计算机中。
- 打开 MATLAB 软件。
- 在 MATLAB 的命令行中输入下列命令，以初始化应用程序接口 "EmotivEEG"：
    >>help EmotivEEG
- 用下列命令，创建一个对象，用于在线获取 EEG 数据：
    >>x=EmotivEEG
- 设定采样频率、采集时间、时间周期和绘图时间周期。
- 用下列命令，以实时模式连续采集最新的 EEG 数据：
    >>x.Run
- 用下列命令，绘制在线获取的 EEG 数据：
    >>x.Plot
- 用下列命令，记录在线接收的数据并存为 .mat 文件，以便后续的离线分析：
    >>x.Reco3rd(50)
    这条命令的功能是记录 50 s 时长的 EEG 数据。
- 用下列命令，释放并消除所创建的对象：
    >>delete (x)

在 MATLAB 环境中，通过创建用于连接 MATLAB 和 Emotiv 脑电帽的输入对象，即可在 MATLAB 中获得连续的 EEG 数据。此项实验中创建的连接对象，用于接收与单次眨眼相关的神经数据。可以在时域 / 频域中分析这些数据，以了解相关 EEG 信号的动态特性，并提取用于后续识别的特征集。提取的特征集可被转译为控制信号，用于开发相关的由大脑支持的控制应用。在该实验中，一旦与任务相关的 EEG 数据采集并分析完毕，信号采集就被终止，而且 MATALB 中相关的内存空间也被清空。

3.4 将 EEG 数据导入 MATLAB

采用 EMOTIV test bench 获得的与单次眨眼相关的多通道 EEG 数据被导入 MATLAB，以做进一步分析。可通过在 MATLAB 工作空间中写入脚本来实现，加载和分析 EEG 数据；也可用已有的脑成像工具箱对 EEG 数据进行分析。

3.4.1 EEG 信号分析工具箱的选择

在着手开发 BCI 系统之初，应列出和比较可获得的用于 EEG 脑模式分析的开源工具箱。目前，已有各种基于 EEG 脑信号分析的工具箱，包括 OpenVibe（Renard 等，2010）、BioSig（Vidaurre 等，2011）、FieldTrip（Oostenveld 等，2011）、LIMOEEG（Pernet 等，2011）、PyEEG（Bao 等，2011）、BCILAB（Schalk 等，2004）、EEGLAB（Delorme 和 Makeig，2004）, eConnectome（He 等，2011） 和 EEGNET（Hassan 等，2015）。表 3-7 对比分析了所有这些 EEG 信号处理工具箱。

表 3-7 EEG 信号处理工具箱

EEG 信号处理工具箱	实现软件	特 点
OpenVIBE	C++	• 提供加载、预处理和分析 EEG 信号的在线信号处理平台 • 支持特征提取后的信号分类
BioSig	C/C++, MATLAB/ Octave	• 能在时域、频域和时－频域可视化和分析不同数据格式的 EEG 信号 • 支持采用提取（时间或频率变换）的特征集进行 EEG 信号的分类，包括共空间模式和盲源分离
FieldTrip	MATLAB	• 没有交互的 GUI，但提供直接与 MATLAB 脚本和函数交互的环境 • 有丰富的 MATLAB 高级和低级函数，用以分析整个头皮区的平均电位分布，以及随后的在线和离线模式的 EEG 谱分析
LIMO EEG	MATLAB	• 提供一阶、二阶和最大值的统计信号分析，以及用于一维和二维时序聚类分析的参数检验 • 可在所有时间和空间维度分析整个头皮区域的诱发事件相关电位

（续）

EEG 信号处理工具箱	实现软件	特　　点
PyEEG	Python	• 有较宽的特征空间，包括用于 EEG 信号分析的非线性特征集以及在实数域和复数域内的特征向量映射 • 由于是开源平台，有些程序含有缺陷（bug）
BCILAB	MATLAB	• BCILAB 是另一个 EEG 信号处理工具箱 EEGLAB 的插件，支持线性和非线性特征提取，包括慢皮层点位、功率谱分析和共空间模式 • 支持基于统计学习的非线性 EEG 信号分类，包括贝叶斯分类，以及基于线性判别分析的分类
EEGLAB	MATLAB	• 用户体验最好的、基于 MATLAB 的开源 EEG 信号分析工具箱，可用于研究各种诱发脑信号的实验 • 提供采用高阶（三阶和四阶）谱函数的独立成分分析，用于去除伪迹 • 有丰富的函数集用于导入的 EEG 信号的事件相关电位分析、通道谱分析、互相关性分析等
eConnectome	MATLAB	• 具有开源且可自由获取的交互式 GUI，便于分析神经连接的结构和功能，可分别在头皮或脑皮层级别分析 EEG 或 ECoG 信号 • 可对单次或多次试验的事件相关 EEG 数据集进行预处理，并可在时域、频域和空间域绘制 EEG 信号 • 支持事件相关的脑皮层源的成像 / 识别、感兴趣区域脑连接模式分析以及根据多变量时序 EEG 或 ECoG 数据对局部时变神经功能进行成像和可视化
EEGNET	MATLAB	• 具有特色的 EEG 信号处理和神经网络可视化工具，可实现 EEG 功能性连接分析和网络表征 • 提供基于图论的功能性脑网络分析，用于计算网络的一些参数，如模块性、神经密度、节点强度、邻边分析、最短路径长度、聚类系数等 • 支持利用互相干性 / 相关性、互信息和平均相位相干性，对神经连接进行功能性分析和基于颜色的可视化分析

通过详细分析可知，开源软件 EEGLAB 是一个具有丰富功能的交互式平台，能导入、预处理和分析 EEG 信号。因此，这里选用 EEGLAB 工具箱绘制和分析与单次眨眼相关的脑信号。

3.4.2　将 EEG 数据导入 EEGLAB

与单次眨眼相关的 EEG 数据可以导入 EEGLAB，以便进行后续的分析和开发控制应用。在 Windows 平台中，将获取的 EEG 信号加载到 EEGLAB 的步骤如下（Delorme 和 Makeig，2004）：

• 下载并安装最新版本的基于 MATLAB 的开源工具箱 EEGLAB。
• 开启 MATLAB，在命令行窗口输入"＞＞eeglab"，便会出现 EEGLAB 的主窗口，如图 3-8a 所示。

- 点击 EEGLAB 主窗口的"File"菜单，选择子菜单中的"Import data"，点击"using EEGLAB functions and plugins"，然后选择"from EDF files"，即可选择一个多通道 EEG 数据文件，并将其加载到 EEGLAB。

数据集加载到 EEGLAB 后，会弹出窗口，显示所加载数据的相关信息（如图 3-8b 所示），包括 EEG 通道数、每个 epoch 的帧数、epoch 数、采样率、epoch 的起始时间和终止时间、数据集大小等。

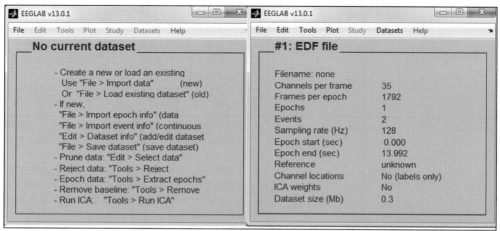

a) EEGLAB 主窗口 b) 已加载数据集的信息

图 3-8　将 EEG 数据集加载到 EEGLAB 工具箱

使用命令"eegplot"，可以绘制出与有意单次眨眼相关的加载进 EEGLAB 的 EEG 数据集，从而观察相关的 EEG 动态变化。图 3-9 显示了执行单次眨眼动作期间，用 Emotiv 脑电帽采集的多通道 EEG 信号。从图 3-9 的绿色部分可以清晰地看出，额叶通道捕捉到的与眨眼相关的 EEG 信号的幅值最大。后续各章将分别在时域、频域和空间域中分析和验证该现象。

3.4.3　将 EEG 数据导入 MATLAB 工作空间

除了导入 EEGLAB，与有意单次眨眼相关的 EEG 信号也可以导入 MATLAB 工作空间，以分析其神经模式中的相关变化。在 MATLAB 中，调用函数"edfread"可加载 EEG 数据。加载 EEG 数据之后，需识别出与有意眨眼相关的数据段（epochs），以分析相关的神经活动。

图 3-10 显示了加载 EEG 数据到 MATLAB 中的步骤。用 Emotiv 脑电帽采集的多通道 EEG 信号被加载到 MATALB 后，需要进行基线校正。图 3-11 显示了基线校正后的 EEG 信号。

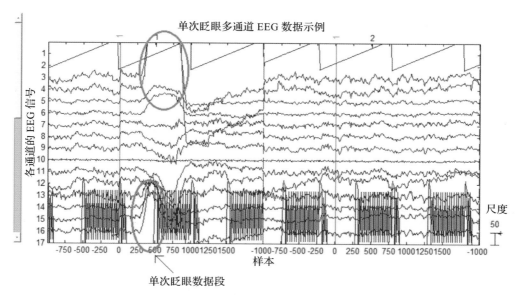

图 3-9　加载到 EEGLAB 工具箱的与单次眨眼相关的多通道 EEG 数据

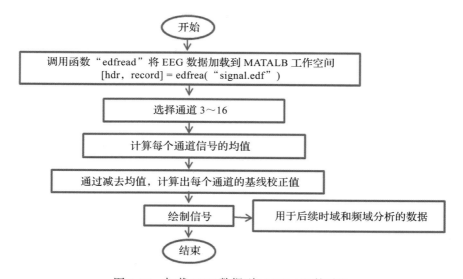

图 3-10　加载 EEG 数据到 MATLAB 的过程

MATLAB 函数 "edfread" 的调用语法是：

```
[hdr, record] = edfread('x.edf');
```

函数 "edfread" 将选定的数据文件（x.edf）作为输入参数，读取其信号值，并返回两个结构体（header 和 record），其中，结构体 header 包含所有一般性和技术性的规定；结构体 record 包含所有信号信息。下面的图 3-12a 和 b 分别显示有意眨眼期间获取的多通道数据 "x" 的 header 和 record。

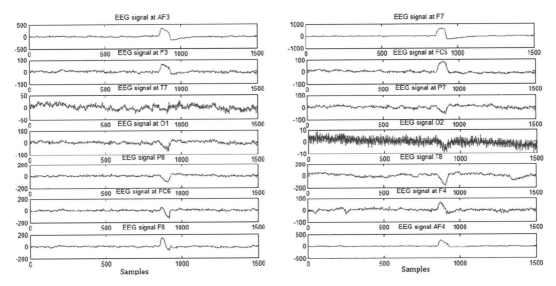

图 3-11　与单次眨眼相关的多通道 EEG 数据

Variables - hdr

hdr <1x1 struct>

Field	Value	Min	Max
ver	0	0	0
patientID	'6 ...		
recordID	'6 ...		
startdate	'16.02.14'		
starttime	'18.29.55'		
bytes	9472	9472	9472
records	14	14	14
duration	1	1	1
ns	36	36	36
label	<1x36 cell>		
transducer	<1x36 cell>		
units	<1x36 cell>		
physicalMin	<1x36 double>	0	0
physicalMax	<1x36 double>	16000	16000
digitalMin	<1x36 double>	0	0
digitalMax	<1x36 double>	16000	31200
prefilter	<1x36 cell>		
samples	<1x36 double>	128	128

a）header

Variables - record

record <36x1792 double>

	1	2	3	4	5	
1	94	95	96	97	98	
2	0	0	0	0	0	
3	4.3856e+03	4.3810e+03	4.3846e+03	4.3985e+03	4.4010e+03	4.40
4	4.5497e+03	4.5508e+03	4.5482e+03	4.5554e+03	4.5559e+03	4.54
5	4.2482e+03	4.2436e+03	4.2456e+03	4.2472e+03	4.2467e+03	4.24
6	4.0154e+03	4.0097e+03	4.0154e+03	4.0221e+03	4.0205e+03	4.01
7	4.7195e+03	4.7144e+03	4.7123e+03	4.7190e+03	4.7174e+03	4.71
8	4.6682e+03	4.6677e+03	4.6682e+03	4.6677e+03	4.6600e+03	4.65
9	4.4979e+03	4.5010e+03	4.5036e+03	4.5056e+03	4.4959e+03	4.48
10	4.2969e+03	4.2959e+03	4.2959e+03	4.2923e+03	4.2954e+03	4.29
11	4.1790e+03	4.1826e+03	4.1754e+03	4.1759e+03	4.1744e+03	4.17
12	4.6046e+03	4.6005e+03	4.5918e+03	4.5923e+03	4.5892e+03	4.58
13	4.4995e+03	4.4944e+03	4.5000e+03	4.5097e+03	4.4995e+03	4.48
14	4.3467e+03	4.3431e+03	4.3390e+03	4.3364e+03	4.3333e+03	4.33
15	4.0328e+03	4.0318e+03	4.0328e+03	4.0349e+03	4.0338e+03	4.03
16	4.2518e+03	4.2492e+03	4.2467e+03	4.2503e+03	4.2482e+03	4.24

b）record

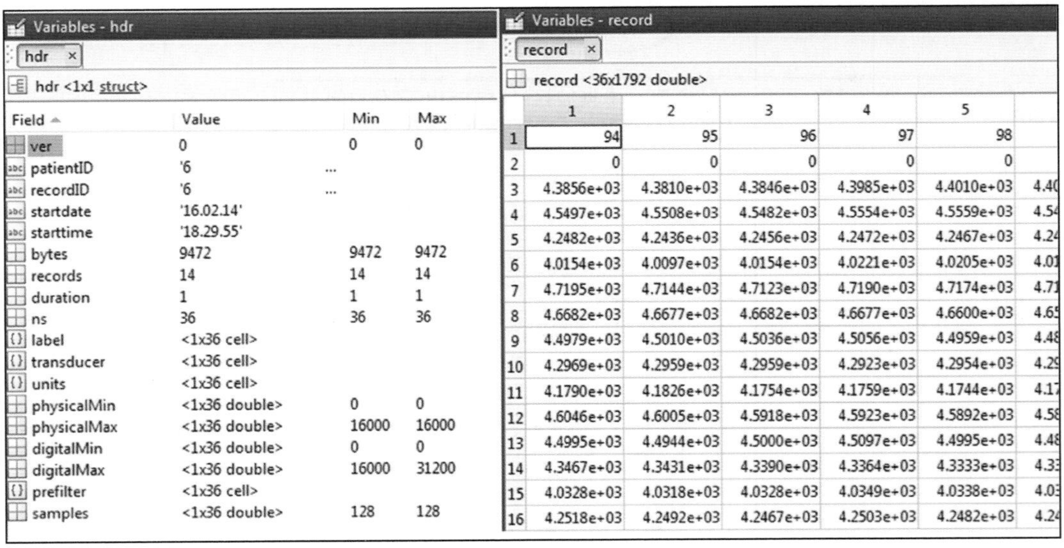

图 3-12　有意眨眼期间获取的多通道 EEG 数据

表 3-8 显示了 header 部分的格式。header 开始的 256 个字节说明了数据格式的版本号、被试和记录的相关信息、EEG 数据的时间信息及数据记录数，最后还列出了每个数据记录的通道数（n）。紧接着的另外 256 个字节说明了采集 EEG 时所用的每个通道的标签、校准的幅值，以及数据记录的采样率。

表 3-8　数据文件 .edf 中 header 部分的格式

参　数	字节数	
欧洲数据格式版本号	8	
被试信息	80	
被试记录	80	
记录 / 获取数据日期（dd-mm-yyyy 格式）	8	
记录 / 获取数据时间	8	
用于 header 信息的总字节数	8	256
保留字节	44	
获取的数据记录总数	8	
每个数据记录的时长（秒）	8	
特定数据记录中获取信号的总数（n）：活跃通道数	4	
标签（通道名称）	$n \times 16$	
传感器类型（Emotiv 电极）	$n \times 80$	
实际范围（μV）	$n \times 8$	
允许的实际最小值	$n \times 8$	
允许的实际最大值	$n \times 8$	
允许的数字化最小值	$n \times 8$	$n \times 256$
允许的数字化最大值	$n \times 8$	
预滤波（陷波 / 低通 / 高通滤波器参数）	$n \times 80$	
每个数据记录的采样率	$n \times 8$	
保留字节	$n \times 32$	

因此，header 部分的所有字节数是 $256 + n \times 256$，这里，n 是每个记录的通道数。在 header 之后，是相关的信号记录，包含所有头皮通道（通道 1～36）的每个采样值。Emotiv 脑电帽只用了 14 个通道和 2 个参考电极，如图 3-12b[⊖]所示。

按照上述方式，便可将有意眨眼（单次）期间采集的 14 个通道的 EEG 数据加载进 MATLAB，用于后续的数据分析和控制应用开发。

3.5　将 EEG 数据导入 Simulink

多通道 EEG 数据还可导入 Simulink。Simulink 提供了丰富的工具库，用以设计和仿真与外部设备进行连接的模型。Simulink 的丰富软件包可连接到控制器板（如 Arduino、Raspberry-Pi 等），并将从已设计的 Simulink 模型中接收的触发信号作为控制器板的输入，实现对控制器板所连接的外部设备的控制。

⊖　原文是"Fig. 3.11B"。——译者注

有意眨眼（单次）期间记录的 EEG 信号在 MATLAB 中进行分析，以识别出其中的眨眼信号。分析结果存在 MATLAB 工作空间的变量中，并可导出到 Simulink，充当触发器，进而通过控制器控制与 Simulink 连接的外部设备，实现基于大脑支持的控制应用。

具体而言，为了开发各种感兴趣的控制应用，可使用 Simulink 的 source 库的模块 simin，将在 MATALB 中分析的与单次眨眼相关的 EEG 信号导入 Simulink。模块 simin 从 MATLAB 的工作空间读取脑信号数据，并产生输出信号。

将数据导入 Simulink 的步骤如下：

- 将多通道 EEG 数据导入 MATALB 的工作空间，并在 MATLAB 的工作空间中创建一个变量，该变量代表所加载的 EEG 数据。
- 从 source 库中选择模块"simin"，并将其添加到一个新模型中。
- 添加模块"from workspace"到该新模型。
- 选中模块"output"，并将模块"simin"的输出连接到模块"output"。
- 点击模块"from workspace"，并配置以下各项信息：
  i. 从工作空间中加载的数据；
  ii. 数据格式的说明；
  iii. 被加载数据的处理方法、采样时间、丢失的数据点和过零点（zero crossing point）。

3.6　本章小结

本章详细讨论了实时获取与有意单次眨眼相关的 EEG 信号的技术方案。本章不但没有将眨眼视为伪迹，反而特别指出，有可能利用眨眼作为触发器，开发出用于控制应用的脑机接口。这有助于实现通过被试的神经信号控制外部设备的应用系统。这样的基于大脑支持的系统对于辅助严重运动失能的患者，无疑具有潜在的应用价值。

本章首先详细讨论了当前已有的 EEG 信号采集设备的特点，然后介绍了用 Emotiv 头戴式脑电帽实时同步地采集与单次眨眼相关的 EEG 信号的实验方案。实验所采集的 EEG 信号可用于离线分析，以研究与任务相关的 EEG 信号模式的动态变化。随后介绍了用基于 MATLAB 的 Emotiv EEG 工具箱在线获取 EEG 信号的过程。后续各章将分别讨论在时域、频域和空间域中分析所获得的脑信号的技术路线。

显然，相关的研究与开发开启了新的视角和愿景：为严重运动失能患者，提供与外部环境进行交互的新方式。

参考文献

Bao, F.S., Liu, X., Zhang, C., 2011. PyEEG: an open source Python module for EEG/MEG feature extraction. Comput. Intell.Neurosci. 406391, 7 p.https://doi.org/10.1155/2011/406391

Chambayil, B., Singla, R., Jha, R., 2010. In: Virtual keyboard BCI using eye blinks in EEG.2010 IEEE 6th International Conference on Wireless and Mobile Computing, Networking and Communications (WiMob). 2010. https://doi.org/10.1109/WIMOB.2010.5645025.

Delorme, A., Makeig, S., 2004. EEGLAB: an open source toolbox for analysis of single-trial EEG dynamics. J. Neurosci. Methods 134, 9–21.

Elstob, D., Secco, E.L., 2016. A low cost EEG based BCI prosthetic using motor imagery. Int. J. Inf. Technol. Converg. Serv. 6 (1), 23–36.

Farwell, L.A., Donchin, E., 1988. Taking off the top of your head: toward a mental prostheses utilizing event-related brain potentials. Electroencephalogr. Clin. Neurophysiol. 70 (6), 510–523. https://doi.org/10.1016/0013-4694(88)90149-6.

Hassan, M., Shamas, M., Khalil, M., El Falou, W., Wendling, F., 2015. EEGNET: an open source tool for analyzing and visualizing M/EEG connectome. PLoS One 10 (9), e0138297. https://doi.org/10.1371/journal.pone.0138297.

Hatsopoulos, N.G., Donoghue, J.P., 2009. The science of neural interface systems. Annu. Rev. Neurosci. 32, 249–266.

He, B., Dai, Y., Astolfi, L., Babiloni, F., Yuan, H., Yang, L., 2011. eConnectome: a MATLAB toolbox for mapping and imaging of brain functional connectivity. J. Neurosci. Methods 195 (2), 261–269. https://doi.org/10.1016/j.jneumeth.2010.11.015.

Höhne, J., Holz, E., Staiger-Sälzer, P., Müller, K.R., Kübler, A., Tangermann, M., 2014. Motor imagery for severely motor-impaired patients: evidence for brain-computer interfacing as superior control solution. PLoS One 9(8) e104854, https://doi.org/10.1371/journal.pone.0104854.

Iáñez, E., Furió, M.C., Azorín, J.M., Huizzi, J.A., Fernández, E., 2009. Brain robot interface for controlling a remote robot arm. Bioinsp. Appl. Artif. Nat. Comput. 353–361.

Jia, W., Zhao, X., Liu, H., Gao, X., Gao, S., Yang, F., 2004. Classification of single trial EEG during motor imagery based on ERD. Conf. Proc. IEEE Eng. Med. Biol. Soc. 1, 5–8.

Kalcher, J., Flotzinger, D., Neuper, C., Golly, S., Pfurtscheller, G., 1996. Graz brain-computer interface II–towards communication between humans and computers based on online classification of three different EEG patterns. Med. Biol. Eng. Comput. 34, 382–388.

Li, Y., Tianyou, Y., 2015. In: EEG based hybrid BCIs and their applications.2015 3rd International Winter Conference on Brain Computer Interface (BCI), IEEE Xplore, Republic of Korea. https://doi.org/10.1109/IWW-BCI.2015.7073035.

Lin, J.S., Chen, K.C., Yang, W.C., 2010. In: EEG and eye-blinking signals through a brain-computer interface based control for electric wheelchairs with wireless scheme.IEEE New Trends in Information Science and Service Science (NISS), 2010 4th International Conference on, Gyeongju, Republic of Korea 11–13 May 2010.

Mahmoudi, B., Erfanian, A., 2002. In: Single-channel EEG-based prosthetic hand grasp control for amputee subjects, engineering in medicine and biology.Proceedings of the Second Joint 24th IEEE Annual Conference and the Annual Fall Meeting of the Biomedical Engineering Society EMBS/BMES Conference. https://doi.org/10.1109/IEMBS.2002.1053347.

Oostenveld, R., Fries, P., Maris, E., Schoffelen, J.M., 2011. FieldTrip: open source software for advanced analysis of MEG, EEG, and invasive electrophysiological data. Comput. Intell. Neurosci. 2011. 9 p.

Pernet, C.R., Chauveau, N., Gaspar, C., Rousselet, G.A., 2011. LIMO EEG: a toolbox for hierarchical linearmodeling of electro encephalo graphic data. Comput. Intell. Neurosci. 2011,831409, 11 p.

Peters, B.O., Pfurtscheller, G., Flyvbjerg, H., 1998. Mining multichannel EEG for its information content: an ANN-based method for a brain-computer interface. Neural Netw. 11, 1429–1433.

Renard, Y., Lotte, F., Gibert, G., Congedo, M., Maby, E., 2010. OpenViBE: An Open-Source Software Platform to Design, Test and Use Brain-Computer Interfaces in Real and Virtual Environments, Presence: Teleoperators and Virtual Environments. vol. 19(1) Massachusetts Institute of Technology Press, pp. 35–53.

Schalk, G., McFarland, D.J., Hinterberger, T., Birbaumer, N., Wolpaw, J.R., 2004. BCI2000: a general-purpose brain-computer interface (BCI) system. IEEE Trans. Biomed. Eng. 51 (6), 1034–1043.

Schwartz, A.B., 2004. Cortical neural prosthetics. Annu. Rev. Neurosci. 27, 487–507.

Vidaurre, C., Sander, T.H., Schlögl, A., 2011. BioSig: the free and open source software library for biomedical signal processing. Comput. Intell. Neurosci. 935364, 12 p.https://doi.org/10.1155/2011/935364

Wolpaw, J., McFarland, D., Neat, G., Forneris, C., 1991. An EEG-based brain-computer interface for cursor control. Electroencephalogr. Clin. Neurophysiol. 78 (3), 252–259. https://doi.org/10.1016/0013-4694(91)90040-B.

拓展阅读

Bio-medical, https://bio-medical.com/. [(Accessed 12 January 2018)].

Brainproducts, http://www.brainproducts.com/productdetails.php?id=63. [(Accessed 12 January 2018)].

Brainvision, www.brainvision.com/actichamp.html. [(Accessed 12 January 2018)].

Emotiv, https://www.emotiv.com/epoc/. [(Accessed 12 January 2018)].

Imotions, https://imotions.com/blog/eeg/. [(Accessed 12 January 2018)].

Lievesley, R., Wozencroft, M., Ewins, D., 2011. The Emotiv EPOC neuroheadset: an inexpensive method of controlling assistive technologies using facial expressions and thoughts? J. Assist. Technol. 5 (2), 67–82.

Mathworks, https://in.mathworks.com/matlabcentral/fileexchange/36111-emotiveeg-headset-toolbox. [(Accessed 6 January 2018)].

Neuroelectrics, www.neuroelectrics.com/products/enobio/enobio-32/. [(Accessed 12 January 2018)].

Neurosky, http://neurosky.com/biosensors/eeg-sensor/. [(Accessed 14 January 2018)].

Poor, G.M., Leventhal, L.M., Kelley, S., Ringenberg, J., Jaffee, S.D., 2011. Thought cubes: exploring the use of an inexpensive brain-computer interface on a mental rotation task. The Proceedings of the 13th International ACM O'Connor 30 SIGACCESS Conference on Computers and Accessibility (ASSETS '11), pp. 291–292.

Wearablesensing, http://www.wearablesensing.com/DSI24.php. [(Accessed 14 January 2018)].

认知分析：时域

4.1 引言

第 3 章详细讨论了获取有意眨眼 EEG 信号的过程。本章将针对所获取的与单次眨眼相关的 EEG 信号，阐明在时域中对其进行认知分析的过程与算法。

由神经信号控制的机器人为不同程度的残疾患者提供了生活自理和医疗诊治的新方法，使他们能更好地独立生活（Bi 等，2013）。借助信号处理工具，通过分析单次眨眼的神经信号，实现对体外设备的控制，或设计出康复系统，已不是梦想。过去，眨眼被认为是脑信号中伪迹的来源，然而，近十年来，眨眼被越来越多地用于产生控制信号。利用眨眼开发交互型 BCI，进而设计和实现神经康复设备（包括医疗机器人）正日益受到关注。利用人机接口（Man-Machine Interface，MMI），为患者设计体外的辅助设备或机器人，在康复领域大有可为。当然，由神经控制的自动化设备不仅能帮助残疾人，而且也能提高健康人的生活水平。

开发脑控系统的关键是开发出有效且精准的 BCI，包括准确获取特定的神经信号、分析采集的信号并识别出感兴趣的信号成分，然后生成用于神经控制的命令。

通过头皮上的电极采集到的 EEG 信号是神经元电脉冲的时域信号。在时域中分析 EEG 信号的目标是揭示 EEG 信号变化与相关神经活动（如运动意图、认知活动、受到刺激等）之间的关系，因此，需要先提取与神经活动相关的 EEG 信号，然后进行时域分析。与所关注的神经活动步调不一致的 EEG 信号，可能是背景噪声产生的伪迹，对于 EEG 信号模式的识别没有意义，因此在预处理阶段应当去除，即从与特定脑活动最相关的 EEG 数据段（epoch）中，提取真正感兴趣的信号。这些信号的特征反映在信号幅值随时间的变化，也反映在不同事件和不同时间段产生的信号之间的变化。

正如有些文献所述，时域中捕捉特定脑活动最合适的参数是脑电位。这种脑电位表现为事件相关电位（ERP）。如 2.5.1 节所述，ERP 包括以下几种：

1）事件相关同步（ERS）/ 事件相关去同步（ERD）；

2）诱发电位，包括稳态诱发电位（SSEP）、稳态视觉诱发电位（SSVEP）、稳态听觉诱发电位（SSAEP）、稳态体感诱发电位（SSSEP）和 P300 诱发电位；

3）慢皮层电位（SCP）。

已经有相当多的研究工作通过从 EEG 信号中提取上述电位，实现对外部设备的控制。例如，有研究人员在大脑皮层的感觉运动区域，提取出单次试验诱发的 ERS 电位和 ERD 电位，从而成功判断出是左手运动还是右手运动（Jia 等，2004）。为了使开发出的 BCI 具有更高的分类准确率和信号传输率，研究者通常根据运动想象的强度，对所提取的 ERS/ERD 电位进行量化处理。实际上，要想在脑信号中产生 ERS/ERD 电位，并不一定需要外部刺激，被试可以仅凭想象产生 ERS/ERD 电位，但是被试通常需要经历较长时间的训练。再如，眨眼引起的 EEG 信号也被用于设计 BCI 系统，实现在虚拟键盘上选择字符 / 按键。研究者采用 LabVIEW 平台，用 EEG 信号的峰度和相关的幅值变化表示与眨眼相关的神经信号的特征（Chambayil 等，2010），其中峰度由峰态（kurtosis）系数度量。此外，有些研究者用 P300 诱发电位表示 EEG 中神经活动信号的特征，在被试训练时间较短的情况下，取得了 85%～90% 的准确率（Shi 等，2010；Cecotti 和 Graser，2011；Escolano 等，2012；Pathirage 等，2013）。除了使用单种类型的 ERP，研究者还实现了多种 ERP 结合使用的方法。例如，使用 P300 与 SSVEP 结合的方法，控制屏幕上的光标位置（Li 和 Yu，2015）；使用 P300 与运动想象结合的方法，控制计算机屏幕上光标的水平位置和垂直位置，在被试训练时间较短的情况下，准确率达到了 85%～90%。

早在 1969 年，有报道称，通过大脑皮层的电位，可以深入了解与运动规划或运动执行相关的神经活动（Deecke，1969）。这意味着，大脑皮层电位可用作控制信号以实现一些特定的应用，如光标移动、智能家居、假肢开发、轮椅移动等（Kalcher 等，1996）。有研究表明，通过分析 56 个通道的 EEG 信号的特征，可以识别和区分不同类型的动作，例如，区分出是右脚运动、左手食指运动还是右手食指运动（Peters 等，1998）。这类慢皮层电位也称为运动相关皮层电位（Movement-Related Cortical Potential，MRCP），被广泛用于检测运动动作或运动意图，并进一步触发对外部设备的控制。利用头皮上的 EEG 电极采集的 MRCP，可以开发闭环 BCI，实现实时发出命令，对设备进行有效控制（Xu 等，2014）。然而，要想获得较高的分类准确率，需要较长的训练时间，并具有较低的信息传输率（ITR）。

用于 BCI 控制的脑电位也可由外部刺激（听觉或视觉）诱发产生。外部刺激诱发的脑电位的频率可转换为控制外设的计算机的输入，然后由计算机控制外设。采集到的带有诱发电位的 EEG 信号通过计算机进行分析，以识别与所关注的神经活动相关的信号（Smith 等，2014）。通过视觉诱发产生的诱发电位对噪声伪迹不敏感，尤其是对由眼动或身体其他部位运动产生的伪迹不敏感。正是由于这个原因，基于视觉刺激的 BCI 具有较好的性能，如高信噪比、高准确率和短训练时间，因而适用于各类残疾人和健康人（Ahmad 等，2016）。其对噪声不敏感是因为由眼动或身体其他部位运动产生的噪声的频率低于视觉刺激的频率。这一事实也意味着，在对所采集的 EEG 信号进行预处理时，有必要进行一些简单的滤波处理。

与上述思路相反，这里不把眨眼当作噪声源，而是充分利用有意眨眼引发的神经响应，挖掘 ERP 信号的可分辨特征，并将其用作控制触发器，开发出简单且可靠的 BCI 控制应用。基于 ERP 的认知型 BCI 可充分利用采集的 EEG 信号所蕴含的空间域信息，有助于后续分析中确定与被激活脑区相关的电极通道。

为了设计一个控制型应用系统，这里采用具有 14 个通道的 EEG 采集设备 Emotiv，将与单次眨眼相关的脑活动记录下来，并在时域和空间域中进行分析。图 4-1 显示了在有意眨眼过程中，对实时采集的 EEG 数据进行认知分析的流程。

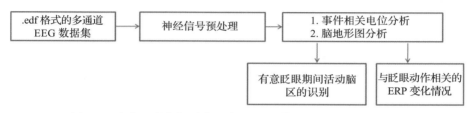

图 4-1　有意眨眼期间采集的实时 EEG 信号的认知分析：时域

EEG 数据按每 20 秒时长记录一段，并在时域中进行分析，以识别与有意眨眼相关的 EEG 信号。采用基于四阶矩的独立成分分析（ICA）识别在统计意义上独立的成分，从而定位与有意眨眼最相关的 EEG 数据段（epoch）。然后，通过分析 ERP 在不同电极通道的分布，绘制头皮脑地形图，呈现出在有意眨眼过程中被激活的头皮通道及其相关的神经活动。

接下来的几节将详细讨论如何对采集到的脑信号进行时域分析（提取 ERP 成分）和空间域分析（绘制二维和三维的头皮脑地形图）。

4.2　预处理

时域分析的主要目标是：提取由多域特征构成的特征集，以识别由有意单次眨眼引发的 EEG 信号。这里，采用 MATLAB 2015a 和基于 MATLAB 的软件工具箱 EEGLAB 13.2.2.b 版本，对采集的 EEG 信号进行时域分析。按第 3 章所述的方法，将与眨眼有关的 EEG 数据集，通过 EMOTIV test bench 导入 EEGLAB 和 MATLAB 工作空间。

图 4-2 显示了采集 EEG 信号的 14 个头皮电极通道在脑区的位置分布，其中，图 4-2a 是二维分布图，图 4-2b 是三维分布图。AF3、F3、F7 和 FC5 位于左前额叶通道，AF4、F4、F8 和 F65 位于右前额叶通道。T7 和 T8 分别位于左颞叶通道和右颞叶通道。P7 和 P8 分别位于顶叶的左右两个通道。O1 和 O2 分别位于枕叶的左右

两个通道。利用这些通道可以捕捉不同脑区的脑电波。图 4-2b 是从特定的方位角和倾斜角绘制的 3D 图形，显示了这些通道在头皮边缘的位置分布。

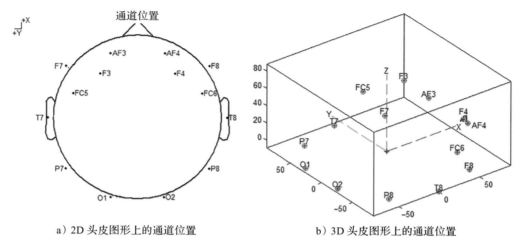

a）2D 头皮图形上的通道位置　　　　　b）3D 头皮图形上的通道位置

图 4-2　电极通道在脑区的位置分布

　　为了清楚地识别由有意眨眼产生的 EEG 信号，需要消除 EEG 信号中的各种伪迹，包括非有意眨眼产生的伪迹。目前已有文献阐述了一些从采集到的 EEG 信号中检测出感兴趣成分的技术。这些技术一般需要对采集到的 EEG 信号进行预处理。预处理的主要目的是消除伪迹。这些伪迹既有生理方面的（如 ECG、EMG、眼动、非有意眨眼等），也有非生理方面的（如电源线干扰、电极与头皮接触不良、电极阻抗波动等）。预处理包含两步：1）预滤波；2）对滤波后的 EEG 数据进行 ICA 分析。

4.2.1　预滤波

　　为了确定在单次眨眼期间哪些通道更活跃，需要预先对采集到的 EEG 数据集进行滤波，以去掉无关的数据段（epoch）。建议针对整个连续的 EEG 数据集进行滤波，而不是将数据集分割成小段后再滤波，因为这样可最小化由于滤波而在各数据段边界产生的伪迹。

　　这里采用具有 2536 个点的零相移的有限脉冲响应（FIR）带通（0.25～50 Hz）滤波器。该滤波器的特性如图 4-3 所示。滤波器的输出存在 0.25 Hz 的过渡带宽。选择 0.25～50 Hz 带宽可以捕捉到所采集的 EEG 信号中 ERP 的所有变化情况，而且消除了 50～60 Hz 的工频噪声[⊖]，也消除了动作引发的伪迹、低频的皮肤伪迹，以及出汗引起的伪迹。

　　　⊖　美国的交流电源的频率是 60 Hz，中国的交流电源的频率是 50 Hz。——译者注

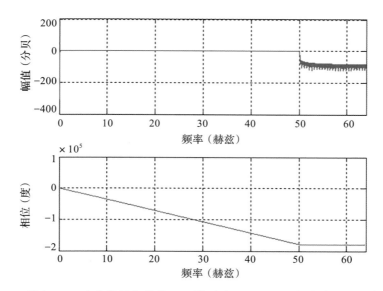

图 4-3　具有 2536 个点的零相移的 FIR 带通（0.25～50 Hz）滤波器的滤波特性

　　然而，FIR 带通滤波在具体实现时，可能会产生相位延迟的问题。为了准确识别感兴趣的 EEG 数据段，需要消除相位延迟。因此，在滤波后，需再进行一次反向滤波，以消除相位延迟。这个过程可通过 MATLAB 的工具函数 filtfilt() 实现。具体的执行步骤如下：

- 对输入数据序列进行前向滤波；
- 将前向滤波输出的数据序列反转；
- 对反转后的数据序列再次滤波，并重复整个过程。

　　上述过程可确保消除由于滤波产生的相位延迟，从而使滤波开始阶段和结束阶段的过渡降至最低，这也确保了通带和阻带间的过渡相对平滑。该过程利用了离散时间傅里叶变换（Descrete-Time Fourier Transform，DTFT）的时间反转性质，即如果

$$x(n) \xleftrightarrow{\text{DTFT}} X(e^{jw})$$

（4-1）

那么

$$x(-n) \leftrightarrow X(e^{-jw}) \text{或} X^*(e^{jw})$$

（4-2）

其中，$x(n)$ 表示输入序列，$X(e^{jw})$ 表示 $x(n)$ 的傅里叶变换。$x(n)$ 的时间反转在频率域中对应的是用 $-w$ 替换 w。图 4-4 展示了上述前向 – 反向滤波操作的过程。

　　下面对图 4-4 的滤波流程进行详细分析，以说明前向 – 反向滤波操作如何利用时间反转性质消除相位偏移[⊖]。

　　⊖　此句为译者添加，目的是增强可读性。——译者注

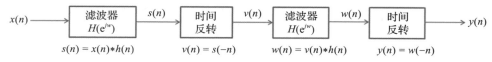

图 4-4　前向和反向数字滤波操作的实现过程

首先，输入信号 $x(n)$ 经过传输函数为 $H(e^{jw})$ 的滤波器进行前向滤波。前向滤波的结果是：

$$S(e^{jw}) = H(e^{jw}) X(e^{jw}) \qquad (4\text{-}3)$$

其中，$H(e^{jw})$ 是过滤器的脉冲响应 $h(n)$ 的傅里叶变换。

然后，将前向滤波结果 $S(e^{jw})$ 进行时间反转，得到输出 $V(e^{jw})$：

$$V(e^{jw}) = S*(e^{jw}) = H*(e^{jw})X*(e^{jw}) \qquad (4\text{-}4)$$

接着，进行第二次滤波，得到 $W(e^{jw})$：

$$\begin{aligned} W(e^{jw}) &= H(e^{jw}) V(e^{jw}) \\ &= H(e^{jw}) H*(e^{jw})X*(e^{jw}) \\ &= |H(e^{jw})|^2 X*(e^{jw}) \end{aligned} \qquad (4\text{-}5)$$

最后，将 $W(e^{jw})$ 进行时间反转，得到输出信号 $Y(e^{jw})$：

$$\begin{aligned} Y(e^{jw}) &= W*(e^{jw}) \\ &= |H(e^{jw})|^2 X(e^{jw}) \end{aligned} \qquad (4\text{-}6)$$

因此，

$$H_{\text{overall}} = |H(e^{jw})|^2 \qquad (4\text{-}7)$$

从上述的推导过程可以看出，前向 – 反向滤波的整体频率响应（传输函数）等于前向滤波器的传输函数的模的平方。式（4-6）清晰地表明，整个过程的输出可看作是将输入通过频率响应（传输函数）为 $|H(e^{jw})|^2$ 的滤波器进行滤波处理所得的结果。这个滤波器的频率响应是一个纯实数值，具有零相位，因此不会引起相位的变化。

将多个滤波器结合使用，也可消除 EEG 信号中的伪迹。例如，首先用中值滤波器（median filter）预处理与眨眼相关的 EEG 信号，然后将滤波结果进一步用模式滤波器（mode filter）选出最有意义的样本（Varela，2015）。这些样本可用于提取最相关且信息丰富的特征集，并以较高的分类准确率，识别与有意眨眼相对应的大脑信号模式。

4.2.2　对滤波后的 EEG 数据进行独立成分分析

EEG 数据经过前向 – 反向滤波后，便可利用 EEGLAB 工具箱的 ICA 算法，将其分解为若干个相互间具有最大独立性的成分。通过盲分离方法，ICA 可从采集到的多通道 EEG 数据中，分离出与各种特定神经活动（如认知、运动或刺激引发的神经活动）对应的具有统计独立性和时序独立性的神经信号（Delorme 和

Makeig，2004；Bugli 和 Lambert，2007）。Onton 和 Makeig（Onton 和 Makeig，2006）很好地阐释了 ICA 算法的卓越潜能——从数据中识别并分离出不同的活动成分。

从 EEG 信号中识别与单次眨眼相关数据段的技术，主要是基于 EEG 信号的高阶谱成分的计算，尤其是采用三阶谱（双频谱）和四阶谱（三频谱）成分。三阶统计量用于度量采集到的神经活动样本点幅值变动的对称性（skewness）（Pradhan 等，2012），可用于从 EEG 信号中识别和提取非高斯模式。四阶统计量用于度量采集到的神经活动样本点幅值的峰度（Collis 等，2012），能从采集的 EEG 信号中识别和提取异常的幅值峰值的变动和分布情况，从而为自动识别和消除不良数据段中时域或空间域的伪迹提供基础。

针对采集到的每个时长为 20 秒的 EEG 信号，采用基于四阶矩的 ICA 算法进行分析，从中检测出与有意单次眨眼相关的脑模式。将 EEG 信号分解为若干个相互独立的成分的基本原理是将非高斯分布最大化，以及计算输入信号样本间的傅里叶－相位（Fourier-phase）关系。通过独立成分分析，可观察到隐含在 EEG 信号中的各个独立成分，而这是后续特征提取操作很难观察和分析出来的。这里没有采用基于主成分分析（PCA）的方法[○]，因为 PCA 采用二阶谱分析信号，而二阶谱分析削弱了样本之间的傅里叶－相位关系（Joyce 等，2004），从而也削弱了与形态相关的信息（Subasi 和 Gursoy，2010）。EEG 信号的峰度可由下式计算（Delorme 等，2007）：

$$K = M_4 - 3M_2^2, \ M_n = E\{(x - M_1)^n\} \qquad （4-8）$$

其中，M_n 表示样本均值的 n 阶矩，E 表示整个样本点集的平均包络函数。由式（4-8）计算出的峰度的绝对值如果较高，则表明 EEG 数据含有高峰伪迹；如果峰度的绝对值接近或等于零，则表明 EEG 数据的分布非常接近高斯分布（Delorme 等，2007）。因此，可以删除峰度绝对值高的 EEG 数据段，以获得没有伪迹的与单次眨眼相关的神经数据集。

一个头皮通道采集的 EEG 信号，是由大脑内部不同位置的电位源投射到该通道产生的综合电位与一个或多个参考通道的电位差。用 ICA 算法分析 EEG 数据的目的就是将 EEG 数据分解，还原混杂在其中的由不同位置处投射的电位源信号，或者说，还原为来自不同位置的子成分信号。ICA 算法实现的是一种线性滤波操作：首先，所有通道采集的 EEG 数据用一个矩阵表示，其中的每一行对应一个通道的 EEG 数据；然后，ICA 算法对采集的 EEG 数据进行线性变换，经 ICA 算法处理后得到的 EEG 数据矩阵的每一行表示一个子成分信号。这样的操作是一种在时域上和

　　○　此句为译者添加，目的是使语意连贯。——译者注

空间域上进行的线性滤波。本质上，这些成分是从 EEG 电极采集的容积传导[○]混合信号中提取出来的。这里，被用来记录不同信号源分布的容积传导混合现象具有纯被动性（没有添加额外信息到数据集中）和线性性质。ICA 算法将多个电极的混合信号数据向各个特定的方向投影，每个特定方向的投影产生一个相应的独立子成分。每个特定投影方向反映了该独立子成分对混合 EEG 信号的相对同步 / 部分同步贡献的大小，可用脑地形图[○]表示。

尽管在相邻的头皮通道电极上记录的神经元及周边活动的容积传导混合信号非常相似，但是这些记录的信号经过 ICA 处理后，所得的独立成分之间的差异在整个记录的时间段上实现了最大化。即使产生这些独立成分的脑地形图之间存在部分重叠，结果也是如此。因此，与在某个特定通道对采集的大脑皮层信号进行平均或聚类分析相比，ICA 独立成分虽然是非平均化的大脑皮层信号，但反映了复杂的宏观动态信号，在时域上表达了更多的信息。

从上述讨论可得出结论：ICA 非常适合将（来自不同数据源的）线性混合后的信号重新分离。ICA 分离出源信号成分的方法是通过最大化源信号的非高斯性质，因此，ICA 不适用于具有高斯性质的源信号。

用 ICA 处理 EEG 数据的原则如下[③]：

i. 计算出的解混矩阵 M[④]应当使得对于任意高度不相关的 EEG 信号 x_i 和 x_j，经过变换后所得的结果信号 $g(x_i)$ 和 $g(x_j)$ 也不相关。这里 $g(x_i)$ 和 $g(x_j)$[⑤]分别表示施加于 x_i 和 x_j 上的非线性变换。这就是所谓的非线性去相关原则。

ii. 考虑用解混矩阵计算线性组合 $x = Ms$，其中 s 具有常方差。寻找的解混矩阵 M 应当是使 $x = Ms$ 的非高斯性成立的极大点。这就是所谓的最大化非高斯性原则。

计算出的每个局部最大项表示了 EEG 信号的一个独立子成分。如果 $s_1(t)$，$s_2(t)$，$\cdots$，$s_n(t)$ 表示在 n 个不同通道采集的 EEG 信号样本，其中 t 表示采集信号的时间段，那么计算独立成分就是要根据采集的样本 $s_i(t)$ 估计出矩阵 M 和 $x_i(t)$。在获得的 EEG 独立成分中，那些具有峰度绝对值非常高的独立成分通常是噪声信号。因

此，识别并去除噪声信号，就可以获得无伪迹的 EEG 信号，详细过程见图 4-5。

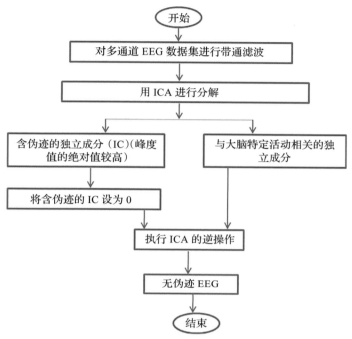

图 4-5　用独立成分分析（ICA）获得无伪迹 EEG 信号的过程

4.3　ERP 分析

ERP 信号是通过头皮电极采集的、经过平均化处理的 EEG 信号，是特定神经活动产生的响应信号。平均化处理后的 EEG 波形中包含正向或负向的 ERP 成分，是大脑在执行特定任务时，各种相关处理过程的神经活动总体效应的平均信号（Luck，2005）。ERP 分析关注的是所采集的神经活动响应信号的电位随时间的变化。这种变化与特定事件有锁时关系[⊖]。这里所谓的特定事件包括自主事件、被试的动作、应用开发者的兴趣等[⊜]。接下来，对在特定时间段的 EEG 信号的动态变化进行分析，以提供与特定事件有锁时关系的 EEG 数据段（epoch）的信息。ERP 分析需要对所采集的 EEG 数据进行伪迹分析，去除伪迹，并从中提取与特定事件相关的数据段（epoch）。例如，提取与某些刺激实验任务具有精确锁时关系的 EEG 数据段。这些刺激实验任务包括：执行认知任务（如沉思或求解某个问题）、启动某个动作、执行一些动作、产生某些情感（积极或消极的情绪）、执行与记忆相关的任务（回忆或想

　⊖　锁时关系是指二者的发生时间是有关联的。——译者注
　⊜　原著中此句在该段的后面，翻译时将该句提前，以便语意更通顺。——译者注

到某件事情)、执行与感觉相关的任务（如辨别形状、颜色、声音、视频）等。

经过预处理选择出与有意眨眼相关的 EEG 信号后，即可进行 ERP 分析，从而反映出 EEG 信号在时域中的相关变化。通常，与 ERP 相关的特征反映的是输入 EEG 信号的时序信息，包括 EEG 信号幅值随时间的变化情况。

ERP 特征的提取过程分为以下几步：

- 将与单次眨眼相关的 EEG 信号进行 0.25～50 Hz 的带通滤波，如 4.2 节所述。
- 对滤波后的信号进行下采样，减少 EEG 数据点，实现降维。
- 记录不同数据点上幅值的变化情况，从而获得想要的 ERP 值。

与有意的动作启动/执行相应的神经活动在时域中的变化大多与脑信号的幅值变化相关。采集到的 EEG 信号的幅值波动称为 ERP。值得注意的是，事件发生的时间必须被准确记录。任务开始的时刻或给被试刺激的时刻，称为事件的触发时刻。该事件需要通过相关的 EEG 信号来捕捉。脑电位的变化通常与有意执行的事件相关，并通过波形表现出来。相应的神经活动变化通过 ERP 的幅值变化反映出来。然而，在不同的上下文中，ERP 的含义会有以下本质的区别：

- 一方面，ERP 可被视为刺激突然发生的指示器，用于考察某个特定的响应。
- 另一方面，在任何神经活动的响应中都可能观察到所记录的 ERP 的极性变化。ERP 幅值的增减指示了 ERP 与特定神经元活动的相关性。

对于有意单次眨眼 EEG 信号，其 ERP 结果与分析将在 4.5 节进行详细讨论。

4.4   不同延迟时刻的 ERP 脑地形图分析

为了确定与特定的刺激、认知活动、启动动作等相对应的活跃脑区，可用 MATLAB 在 EEG 信号的一些时刻处进行 ERP 脑地形图分析。通过该方法，可提取与眨眼相关的 EEG 信号的空间信息。脑地形图采用不同的颜色呈现电位强度在各个脑区的分布状况。MATLAB 中的 EEGLAB 工具箱的颜色编码方案是：红色代表最高电位值，指示最活跃的脑区；蓝色代表最低电位值，指示最不活跃的脑区。在此，绘制有意单次眨眼 EEG 响应的 2D 和 3D 脑地形图。全空间域分析的目的是，识别由特定任务激活的脑区，以便聚焦这部分脑区进行数据处理，而不必从整个多通道数据中提取相关特征。

ERP 出现的时刻也能反映特定任务的神经认知活动和神经处理过程的级别。例如，在事件触发后大约 20 ms 产生的 ERP 成分大多与自发的神经活动有关，其持续时间可能是 20～100 ms。这类早期发生的 ERP 负电位信号被称作 N100 波（对于听觉刺激）或 N1 波（对于视觉刺激），其幅值介于低值和均值之间，但是，可通过提高执行任务时的注意力来调整其幅值。再如，在事件触发后大约 200～300 ms 产生的 ERP 成分大多与高级认知和处理有关，这类 ERP 正电位信号被称作 P300 波。

接下来的 4.5 节，针对有意单次眨眼的 EEG 信号，分析其不同延迟时刻的 2D 和 3D 脑地形图。

4.5　结果与分析

本节将详细介绍实验的结果与分析。这里用来识别有意眨眼动作[○]的方法是基于 MATLAB 开发的。

有 5 名被试参加了实验。实验记录被试的单次有意眨眼的多通道 EEG 信号，并在时域中进行特征提取。本节将展示这 5 名被试的 ERP 信号及其脑地形图的分析结果，并从 EEG 信号中识别有意眨眼动作。

实验时，首先要求被试放松身心，然后做一次眨眼动作，与此同时，通过 Emotiv 脑电帽采集时长为 20 s 的多通道 EEG 信号，并将采集到的 EEG 数据导入 MATLAB 的 EEGLAB 工具箱中，进行时域分析。

首先，采用 MATLAB 的零相位 FIR 带通滤波器，对信号进行 0.25～50 Hz 的滤波。然后，采用基于四阶谱的 ICA 工具，从中分离出各个独立成分。接着，按照 4.2.2 节所述的过程，识别在时域和空间域上与单次有意眨眼最相关的成分，剔除波形中具有高峰的伪迹，以提取与单次有意眨眼相关的纯净的 EEG 数据段（epoch）。

对 EEG 信号进行 ERP 分析的主要目的是：确定在有意眨眼期间最活跃的脑区（额叶、颞叶、顶叶或枕叶），从而为后续的分析选择出最合适的 Emotiv 脑电帽通道。Emotiv 脑电帽通道分布在额叶（AF3、AF4、F7、F8、F3、F4、FC5 及 FC6）、颞叶（T7 及 T8）、顶叶（P7 及 P8）和枕叶（O1 及 O2）。额叶又细分为左额叶（AF3 及 F7）、中央额叶（F3、FC5、F4 及 FC6）和右额叶（AF4 及 F8）。

为此，对经过滤波和去除伪迹后的单次眨眼 EEG 数据集进行 ERP 分析，讨论在不同延迟时刻的脑地形图。通过详细的时域分析，识别有意眨眼动作。

ERP 分析需要确定 Emotiv 脑电帽 14 个电极通道各自获得的所有 EEG 数据段（epoch）的平均信号。图 4-6 显示了被试 1 的 14 个通道各自的平均 EEG 信号在所有延迟时刻（毫秒级）的电位幅值。

图 4-6 中的每个波形表示一个通道的 ERP 幅值在选定时间段内的变化（微伏级）。眨眼开始的时刻设定为 0 ms，有一个"开始"标记线（蓝色竖线）。在 EEGLAB 工具箱的 MATLAB 工作空间中的 ERP 波形上，单击某个感兴趣的延迟时刻，即可绘制该时刻的脑地形图。图 4-6 的 2D 脑地形图呈现了 ERP 峰值出现时刻（619 ms）不同脑区的电位分布，从中可以看出，在左额叶区域具有最大的电位幅值

○　"识别有意眨眼动作"的含义是：通过信号分析，判断该信号是否由有意眨眼动作产生。——译者注

（亮红色），而且可以观察到，在眨眼动作之后大约 300 ms 才开始出现与眨眼动作相对应的 ERP 成分。这些现象表明：由于眨眼的行为是有意的，因而相应的 ERP 与高级的神经认知活动有关[⊖]。

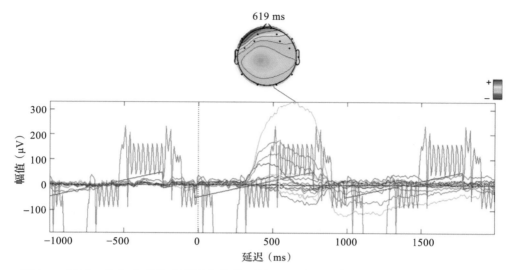

图 4-6　被试 1 的与有意单次眨眼相关的平均 ERP 波形，在延迟 619 ms 时的 2D 脑地形图表明左额区域具有最强的电位（亮红色）

　　通过绘制一系列不同时刻的脑地形图，便可进行更详细的脑地形图分析。图 4-7 和图 4-8 分别显示了在最大 ERP 幅值出现时刻前后的一系列延迟时刻（400 ms、500 ms、600 ms、700 ms、800 ms 和 900 ms）的 2D 和 3D 脑地形图。每个脑地形图呈现了在某个时刻，与眨眼相关的 ERP 在不同脑区上的分布情况。亮红色表示 ERP 响应的幅值最强，其次是绿色和蓝色。换而言之，红色区域代表响应最强的神经活动区域，而蓝色区域代表响应最弱的神经活动区域。因此，从图 4-7 和图 4-8 可知，大脑皮层的左额叶区域具有最强的电位分布。Emotiv 脑电帽有两个电极（AF3 和 F7）位于左额叶区域，这意味着，AF3 和 F7 这两个电极可以较好地捕捉到与单次眨眼相关的神经活动。正是由于这个原因，后续将仅选择 AF3 和 F7 这两个通道的 EEG 数据进行分析。

　　通过观察每个通道的 ERP 波形，可得到类似的结论。图 4-9 显示了分布在额叶、颞叶、顶叶和枕叶通道的 ERP 波形。从图 4-9 中可以看出，额叶通道（AF3、F7、AF4 和 F8）的 ERP 具有较大的幅值变化。仔细观察还可以发现，左额叶通道（AF3 和 F7）比右额叶通道（AF4 和 F8）具有更高的幅值。基于上述的观察，对通道 AF3 和 F7 的 EEG 信号数据做进一步分析并开发算法。

⊖　为了符合中文读者的习惯，本段的翻译语句未完全按照原著的顺序，但是尽量符合原著的含义。——译者注

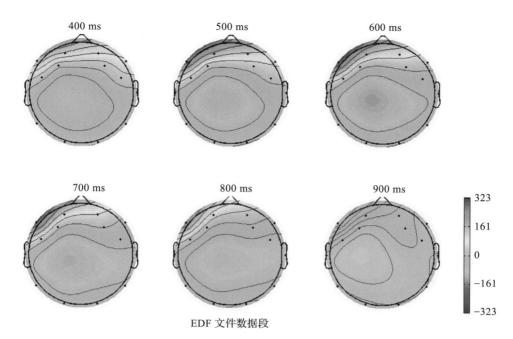

图 4-7   被试 1 的与有意单次眨眼相关的不同延迟时刻的 2D 脑地形图序列。在 ERP 最大幅值出现时刻（600 ms）的前后，左额叶区域呈现最强的电位（亮红色）。在更晚延迟时刻的电位强度会减弱，如延迟时刻为 900 ms 的脑地形图所示

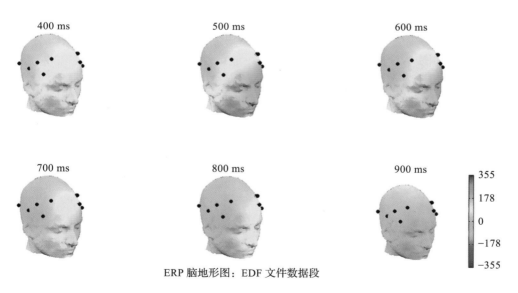

图 4-8   被试 1 的与有意单次眨眼相关的不同延迟时刻的 3D 脑地形图序列。在 ERP 最大幅值出现时刻的前后，左额叶区域呈现最强的电位（亮红色）。在更晚延迟时刻的电位强度会减弱，如延迟时刻为 900 ms 的脑地形图所示

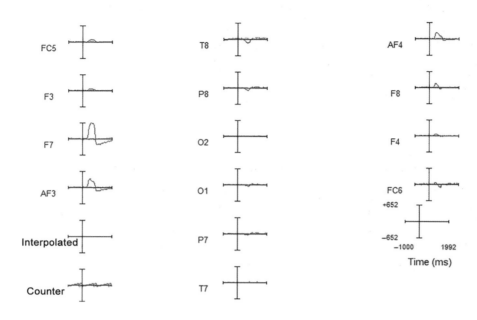

图 4-9　被试 1 的与有意单次眨眼相关的 Emotiv 脑电帽各通道的 EEG 信号数据段（epoch）

通过对脑地形图和各个通道提取的 EEG 信号数据段（epoch）的分析，可以揭示被试在执行选定的认知、运动、情感或其他刺激任务时大脑神经活跃的程度。在被试 1 的左额叶通道 AF3 和 F7 处，与有意眨眼相对应的 EEG 数据段（epoch）分别绘制在图 4-10 和图 4-11 中。

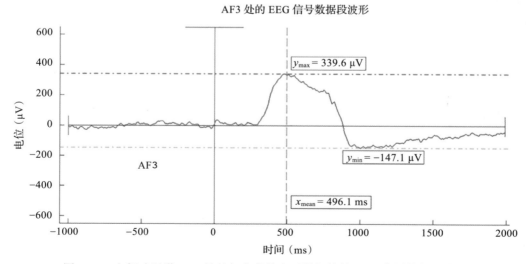

图 4-10　左额叶通道 AF3 处的与有意单次眨眼相关的 EEG 信号数据段波形

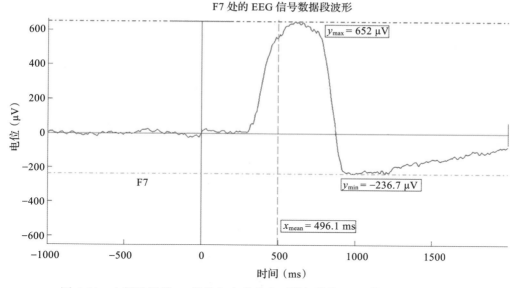

图 4-11　左额叶通道 F7 处的与有意单次眨眼相关的 EEG 信号数据段波形

根据图 4-10 和图 4-11 的波形，很容易知道这是执行了有意动作产生的 EEG 信号，因为可以明显看出，通道 AF3 的 ERP 从 0 μV 快速增长到 339.6 μV，通道 F7 的 ERP 从 0 μV 快速增长到 652 μV。还可以看出，在左额叶的通道 AF3 和 F7 上，与单次眨眼有关的 ERP 的幅值在动作执行后大约 300 ms 后开始产生，并且在大约 500 ms 左右达到最大值。这种时间上的延迟表明：有意眨眼与高级认知活动和神经信号处理有关。表 4-1 和表 4-2 分别给出了通道 AF3 和 F7 的 ERP 分析的详细情况，包括最小值、最大值、均值、中位数、众数、标准差和幅值范围等。

表 4-1　通道 AF3 处与有意单次眨眼相关的事件相关电位（ERP）分析

参数名	延迟值（ms）	电位幅值（μV）
最小值	−1000	−147.1
最大值	1992	339.6
均值	496.1	11.47
中位数	496.1	−7.332
众数	−1000 $^\ominus$	8.309
标准差	867.2	121.4
范围	2992	486.7

表 4-2　通道 F7 处与有意单次眨眼相关的事件相关电位（ERP）分析

参数名	延迟值（ms）	电位幅值（μV）
最小值	−1000	−236.7

$\ominus$　众数通常是指在一组数据中出现次数最多的数据，但是当所有数据出现的次数一样时，MATLAB 求众数的函数 mode() 返回的是这组数据中最小的数。——译者注

（续）

参数名	延迟值（ms）	电位幅值（μV）
最大值	1992	652
均值	496.1	26.95
中位数	496.1	−3.101
众数	−1000	−3.87
标准差	867.2	241.5
范围	2992	888.7

接下来，本节将介绍有意单次眨眼期间，活跃通道处的统计学分析。前面已经知道，通道 AF3 和 F7 具有最大的 ERP 响应。这两个通道上的统计量是通过计算与高斯分布的差异获得。图 4-12 显示了通道 AF3（Emotiv 脑电帽的 3 号通道）的统计分布与标准正态分布的对比情况。从图 4-12 中可以明显看出二者在统计意义上的差异。有意单次眨眼动作正是通过这种差异得以识别。例如，在图 4-12 中，不同于放松状态下神经信号的正态分布图形，有意单次眨眼的神经信号图形是具有右偏（偏度系数 1.97）和高峰（峭度系数 5.22）的非高斯分布图形。

左额叶通道 AF3 处的统计情况

数据直方图和拟合的正态 PDF⊖

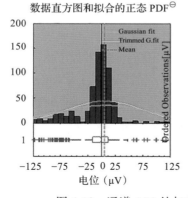

QQ 图⊜（数据与标准正态）

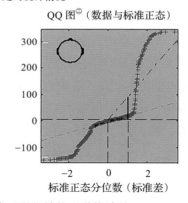

图 4-12　通道 AF3 处与有意单次眨眼相关的通道统计量

与上述对被试 1 情况的分析类似，下面分析其余 4 位被试的情况。

图 4-13a～d 分别显示了其余 4 位被试的多通道的平均 ERP 数据段（epoch）。图中显示了 ERP 最大幅值发生的延迟时刻分别是 1039 ms（图 4-13a：2 号被试）、875 ms（图 4-13b：3 号被试）、813 ms（图 4-13c：4 号被试）和 1188 ms（图 4-13d：5 号被试）。图中还显示了该时刻的脑地形图，所有这些被试的脑地形图都表明：有意眨眼在大脑皮层的左额叶区域产生最强的电位分布。

⊖　PDF 是 Probability Density Function（概率密度函数）的缩写。——译者注

⊜　QQ 图主要用于检验两个数据分布的相似性，这里利用 QQ 图对通道样本数据进行正态分布检验，x 轴为正态分布的分位数，y 轴为通道样本数据的分位数，如果这两者构成的点分布在一条直线上，则表明通道样本数据的分布与正态分布存在线性相关性。——译者注

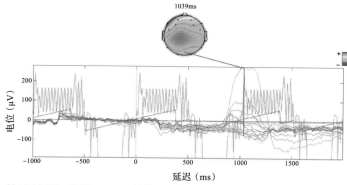

a）被试 2 图形：延迟 1039 ms 处的 2D 脑地形图表明左额叶区域具有最强电位（亮红色）

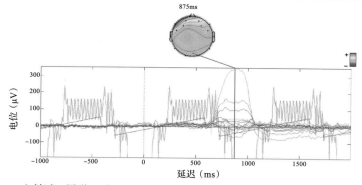

b）被试 3 图形：延迟 875 ms 处的 2D 脑地形图表明左额叶区域具有最强电位

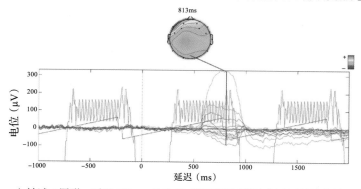

c）被试 4 图形：延迟 813 ms 处的 2D 脑地形图表明左额叶区域具有最强电位

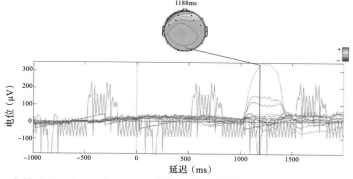

d）被试 5 图形：延迟 1188 ms 处的 2D 脑地形图表明左额叶区域具有最强电位

图 4-13　有意单次眨眼的平均 ERP 波形

通过绘制 ERP 峰值附近多个时刻的脑地形图，可以识别活跃脑区。这 4 位被试的 2D 和 3D 脑地形图分析过程如下：

- 对于 2 号被试，ERP 的峰值发生在 1039 ms 处（图 4-13a），因此，在 700 ms、800 ms、900 ms、1000 ms、1100 ms 和 1200 ms 处绘制 2D 和 3D 脑地形图，分别如图 4-14a 和图 4-14b 所示。
- 对于 3 号被试，ERP 的峰值发生在 875 ms 处（图 4-13b），因此，在 600 ms、700 ms、800 ms、900 ms、1000 ms 和 1100 ms 处绘制 2D 和 3D 脑地形图，分别如图 4-15a 和图 4-15b 所示。
- 对于 4 号被试，ERP 的峰值发生在 813 ms 处（图 4-13c），因此，在 600 ms、700 ms、800 ms、900 ms、1000 ms 和 1100 ms 处绘制 2D 和 3D 脑地形图，分别如图 4-16a 和图 4-16b 所示。
- 对于 5 号被试，ERP 的峰值发生在 1188 ms 处（图 4-13d），因此，在 900 ms、1000 ms、1100 ms、1200 ms、1300 ms 和 1400 ms 处绘制 2D 和 3D 脑地形图，分别如图 4-17a 和图 4-17b 所示。

所有这些被试的脑地形图都表明：有意眨眼在大脑皮层的左额叶区域产生最强的电位分布。

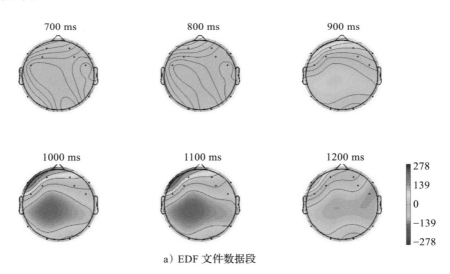

a）EDF 文件数据段

图 4-14　被试 2 有意单次眨眼 EEG 信号在不同延迟时刻的脑地形图序列。在 ERP 最大幅值出现时刻（1000 ms）前后，左额叶区域呈现最强的电位，在稍后的延迟时刻电位强度减弱，如延迟时刻为 700 ms、800 ms 和 1200 ms 的脑地形图所示

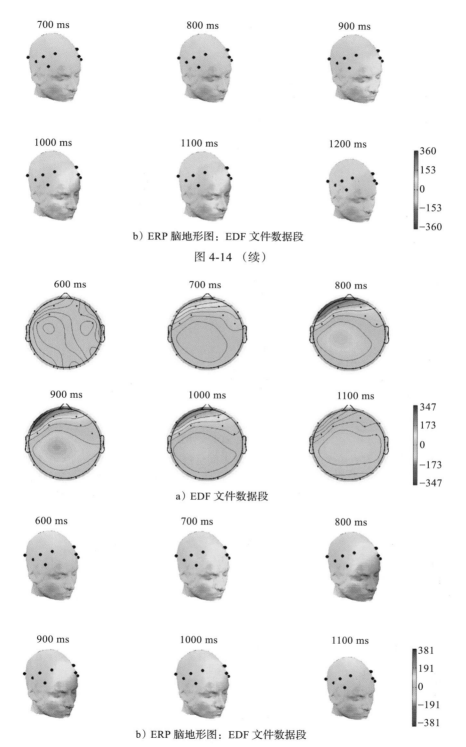

700 ms　　　800 ms　　　900 ms

1000 ms　　　1100 ms　　　1200 ms

360
153
0
-153
-360

b）ERP 脑地形图：EDF 文件数据段

图 4-14 （续）

600 ms　　　700 ms　　　800 ms

900 ms　　　1000 ms　　　1100 ms

347
173
0
-173
-347

a）EDF 文件数据段

600 ms　　　700 ms　　　800 ms

900 ms　　　1000 ms　　　1100 ms

381
191
0
-191
-381

b）ERP 脑地形图：EDF 文件数据段

图 4-15　被试 3 有意单次眨眼 EEG 信号在不同延迟时刻的脑地形图序列。在 ERP 最大幅值出现时刻（875 ms）前后，左额叶区域呈现最强的电位，在稍后的延迟时刻电位强度减弱，如延迟时刻为 600 ms 和 1100 ms 的脑地形图所示

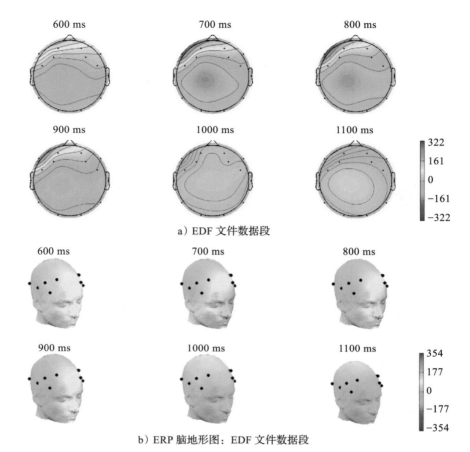

a）EDF 文件数据段

b）ERP 脑地形图：EDF 文件数据段

图 4-16   被试 4 有意单次眨眼 EEG 信号在不同延迟时刻的脑地形图序列。在 ERP 最大幅值出现时刻（813 ms）前后，左额叶区域呈现最强的电位，在稍后的延迟时刻电位强度减弱，如延迟时刻为 1000 ms 和 1100 ms 的脑地形图所示

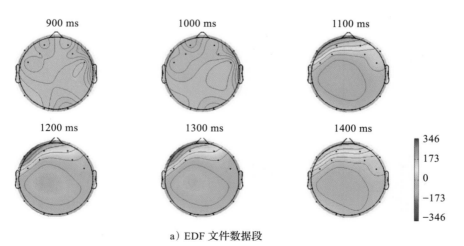

a）EDF 文件数据段

图 4-17   被试 5 有意单次眨眼 EEG 信号在不同延迟时刻的脑地形图序列。在 ERP 最大幅值出现时刻（1188 ms）前后，左额叶区域呈现最强的电位，在稍后的延迟时刻电位强度减弱，如延迟时刻为 900 ms 和 1100 ms 的脑地形图所示

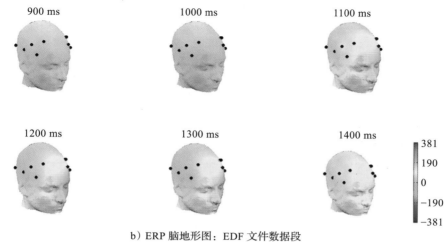

b）ERP 脑地形图：EDF 文件数据段

图 4-17 （续）

通过观察各通道的 ERP 波形，也可以得到类似的结论。每个被试各个通道的 ERP 波形图分别为图 4-18a（2 号被试）、图 4-18b（3 号被试）、图 4-18c（4 号被试）和图 4-18d（5 号被试）。这些波形图都是与单次眨眼相关的 EEG 信号段（epoch），所有这些 ERP 波形图都清楚地表明：左额叶通道 AF3 和 F7 具有较高的 ERP 幅值。这与前述的被试 1 的 ERP 分析一致。

为了清晰起见，每位被试的左额叶通道 AF3 和 F7 与单次眨眼相关的 ERP 波形被放大后的图形分别为：图 4-19a（AF3，2 号被试）和图 4-19b（F7，2 号被试）；图 4-20a（AF3，3 号被试）和图 4-20b（F7，3 号被试）；图 4-21a（AF3，4 号被试）和图 4-21b（F7，4 号被试）；图 4-22a（AF3，5 号被试）和图 4-22b（F7，5 号被试）。

根据图 4-19a 和图 4-19b 的波形，很容易知道 2 号被试执行了有意动作，因为可以明显地看出通道 AF3 的 ERP 幅值从 0 μV 快速增长到 99.67 μV（图 4-19a），通道 F7 的 ERP 幅值从 0 μV 快速增长到 278.4 μV（图 4-19b）。

3 号、4 号和 5 号被试也有类似的结果。对于 3 号被试，通道 AF3 的 ERP 幅值从 0 μV 快速增长到 168.5 μV（图 4-20a）；通道 F7 的 ERP 幅值从 0 μV 快速增长到 352.9 μV（图 4-20b）。对于 4 号被试，通道 AF3 的 ERP 幅值从 0 μV 快速增长到 136.2 μV（图 4-21a）；通道 F7 的 ERP 幅值从 0 μV 快速增长到 331.1 μV（图 4-21b）。对于 5 号被试，通道 AF3 的 ERP 幅值从 0 μV 快速增长到 155.6 μV（图 4-22a）；通道 F7 的 ERP 幅值从 0 μV 快速增长到 351.9 μV（图 4-22b）。

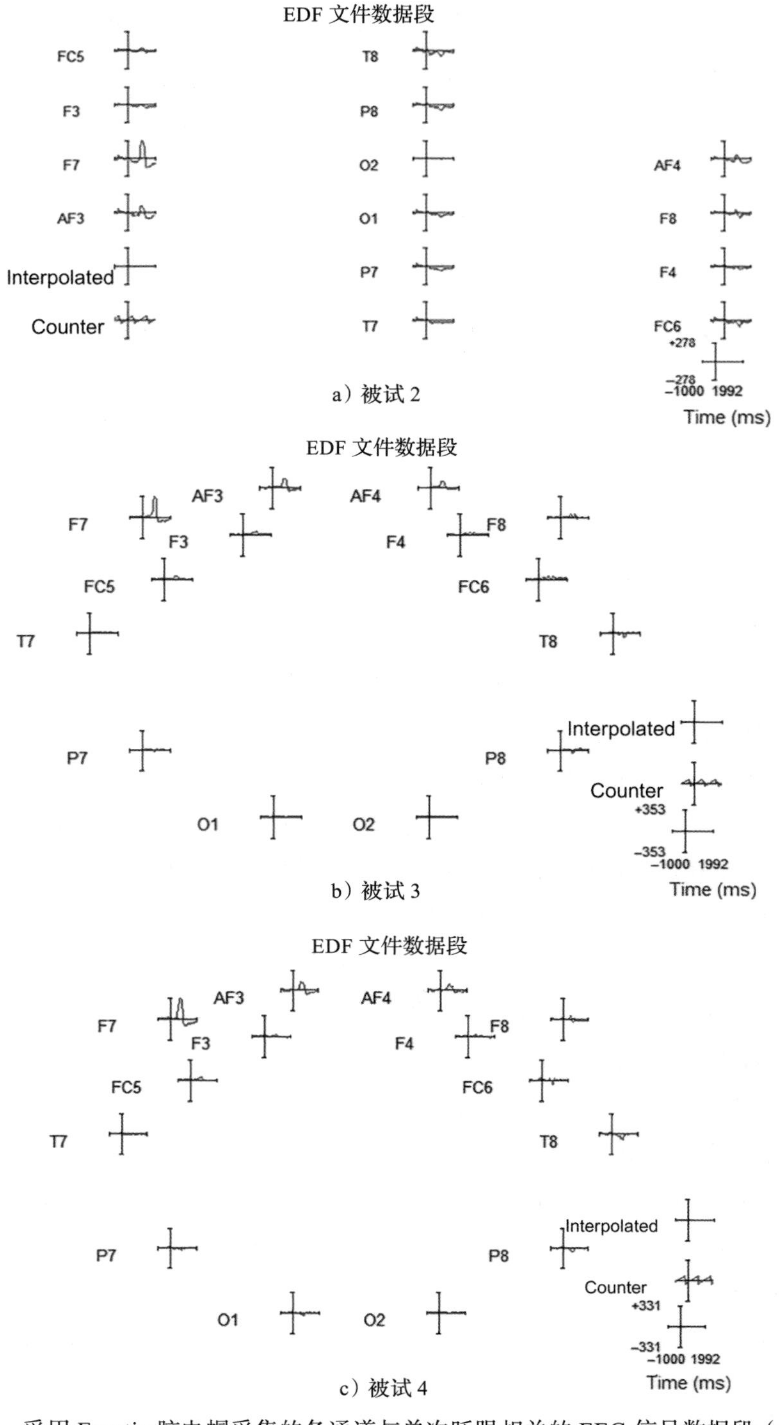

a）被试 2

b）被试 3

c）被试 4

图 4-18　采用 Emotiv 脑电帽采集的各通道与单次眨眼相关的 EEG 信号数据段（epoch）

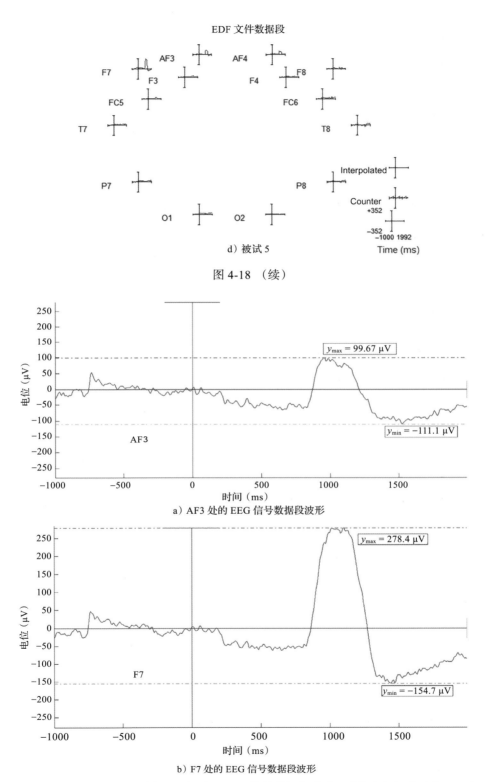

d）被试 5

图 4-18　（续）

a）AF3 处的 EEG 信号数据段波形

b）F7 处的 EEG 信号数据段波形

图 4-19　被试 2 的与有意单次眨眼相关的 EEG 信号数据段波形，采集自左额叶通道 AF3 和 F7

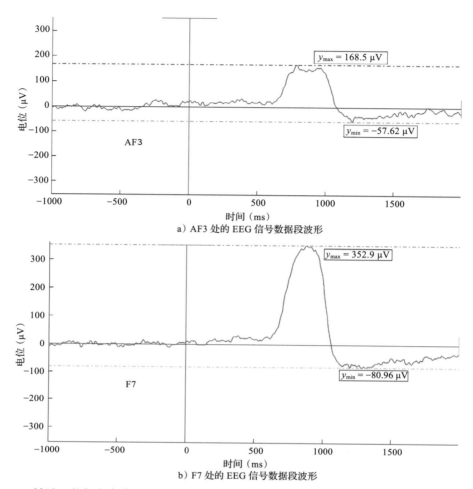

a）AF3 处的 EEG 信号数据段波形

b）F7 处的 EEG 信号数据段波形

图 4-20　被试 3 的与有意单次眨眼相关的 EEG 信号数据段波形，采集自左额叶通道 AF3 和 F7

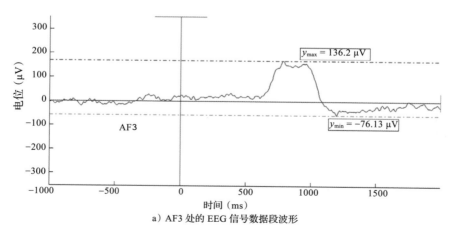

a）AF3 处的 EEG 信号数据段波形

图 4-21　被试 4 的与有意单次眨眼相关的 EEG 信号数据段波形，采集自左额叶通道 AF3 和 F7

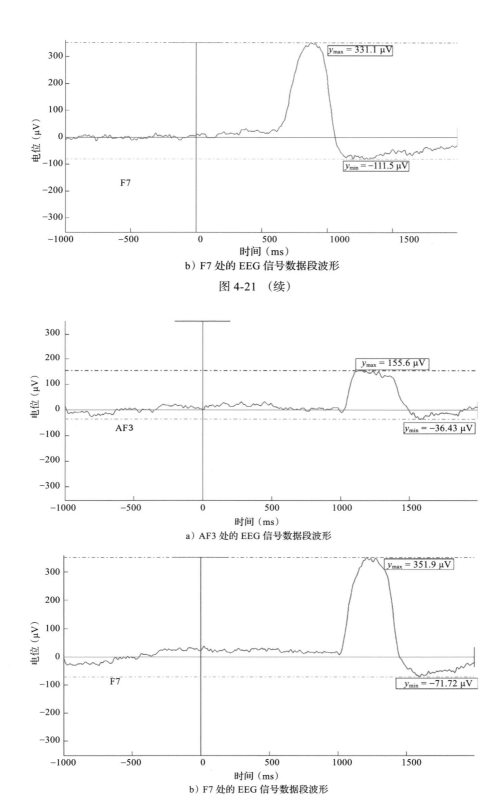

b）F7 处的 EEG 信号数据段波形

图 4-21　（续）

a）AF3 处的 EEG 信号数据段波形

b）F7 处的 EEG 信号数据段波形

图 4-22　被试 5 的与有意单次眨眼相关的 EEG 信号数据段波形，采集自左额叶通道 AF3 和 F7

上述分析表明：5 位被试的 EEG 信号的时域分析具有高度相似的结果，即左额叶通道具有较大的 ERP 幅值。这个现象也证实了关于有意眨眼的神经活动的假设。

有意动作使 ERP 产生可被识别的较大幅值。相反，这种可被识别的、由有意动作产生的 ERP 较大幅值可用来作为控制信号，设计相应的算法和应用框架，实现利用神经信号进行控制的有趣应用。基于此原理，已开发出一些家居控制方面的应用。这些应用可将神经信号的 ERP 成分转换为操控命令，实现控制应用，如自动弹奏 MATLAB 中的声音文件"handel.mat"（Bansal 等，2015）或控制 LED 灯的亮度（Mahajan 和 Bansal，2017）。这里，控制 LED 灯是借助 ARDUINO 板实现的，首先将识别出的 MATLAB 工作空间中较大幅值的 ERP 成分输入 ARDUINO 板，然后由 ARDUINO 板控制 LED 灯。其具体步骤将在第 6 章详细介绍。

由此可见，有意眨眼引发的 EEG 成分可作为控制触发器，用于开发康复 BCI。此外，由于 ERP 的延迟非常短，基于 ERP 的 BCI 具有较高的输出率。然而，ERP 信号的幅值很小，常被背景神经活动的噪声淹没。因此，为了检测出相关的神经状态，有必要利用 EEG 信号的混合特征（包含时域 ERP 相关特征，以及频域功率谱相关特征），而不是仅使用单一特征。第 5 章将介绍的工作正是出于此目的。

4.6　本章小结

BCI 的研究与应用已呈现出蓬勃发展的趋势。认知神经科学已被用于开发高效控制设备的 BCI，其重要性正日益显现。一些非凡的创新使得 BCI 成功用于控制，并且其交互性能不断提升，为残疾人恢复正常生活带来了希望。

本章介绍了一个技术框架。该框架利用有意眨眼产生的 EEG 信号，开发用于实时控制的 BCI。本章详细讨论了对采集到的多通道 EEG 信号进行预处理和分析的方法。首先，利用基于四阶谱的 ICA 技术，识别与眨眼相关的、在时间和空间上都具有最大独立性的神经信号成分。接着，对去除伪迹的 EEG 信号进行时域和空间域分析，判断该信号是否由眨眼动作引发，并识别与眨眼动作最相关的大脑皮层区域。

一方面，通过对 2D 和 3D 脑地形图的分析，发现 Emotiv 脑电帽的左额叶通道（AF3 和 F7）具有较大的幅值响应；另一方面，从多通道 EEG 数据集中，提取各个通道的 EEG 数据段（epoch）进行 ERP 分析。这种分析旨在更好地理解与认知、运动、情感、刺激等紧密关联的、潜在的神经动力学机制。ERP 的分析结果也表明，ERP 的幅值在左额叶区域显著上升。因此，将左额叶区域的 EEG 数据段（epoch）提取出来，以可视化方式呈现出有意眨眼动作发生后的 ERP 幅值变化情况。这种 ERP

⊖　这里的"假设"指的是关于有意眨眼的神经活动涉及大脑高级认知活动的假设。——译者注

幅值变化情况可用于在 MATLAB 环境下开发控制算法，从而将 EEG 信号的变化作为触发器，启动某个指定的控制操作或控制外接设备。第 6 章将对此进行详述。

　　总之，从 EEG 数据集中捕获的 ERP 变化，可用作触发器，实现控制设备的应用。在时域中对大脑认知活动的分析结果，可用于开发智能接口，用于控制神经驱动的辅助设备。目前，已经可以将全身瘫痪患者的意愿转换为设备控制信号，用于驱动康复设备。

参考文献

Ahmad, N., Ariffin, R., Ghazilla, R., Hakim, M.Z., Azizi, M.D., 2016. Steady state visual evoked potential based Bci as control method for exoskeleton: a review. Malaysian J. Public Health Med. 1, 86–94.

Bansal, D., Mahajan, R., Roy, S., Rathee, D., Singh, S., 2015. Real time man machine interface and control using deliberate eye blink. Int. J. Biomed. Eng. Technol. 18 (4), 370–384.

Bi, L., Fan, X.A., Liu, Y., 2013. EEG-based brain-controlled mobile robots: a survey. IEEE Transact. Human-Mach. Syst. 43 (2), 161–176.

Bugli, C., Lambert, P., 2007. Comparison between principal component analysis and independent component analysis in electroencephalograms modeling. Biom. J. 49 (2), 312–327.

Cecotti, H., Graser, A., 2011. Convolutional neural networks for P300 detection with application to brain–computer interfaces. IEEE Trans. Pattern Anal. Mach. Intell. 33 (3), 433–445.

Chambayil, B., Singla, R., Jha, R., 2010. In: Virtual keyboard BCI using eye blinks in EEG. IEEE 6th International Conference on Wireless and Mobile Computing, Networking and Communications (WiMob). https://doi.org/10.1109/WIMOB.2010.5645025.

Collis, W.B., White, P.R., Hammond, J.K., 1998. Higher-order spectra: the bispectrum and trispectrum. Mech. Syst. Signal Process. 12 (3), 375–394.

Deecke, L., 1969. Distribution of readiness potential, pre-motion positivity, and motor potential of the human cerebral cortex preceding voluntary finger movement. Exp. Brain Res. 7, 158–168.

Delorme, A., Makeig, S., 2004. EEGLAB: an open source toolbox for analysis of single-trial EEG dynamics. J. Neurosci. Methods 134, 9–21.

Delorme, A., Sejnowski, T., Makeig, S., 2007. Enhanced detection of artifacts in EEG data using higher-order statistics and independent component analysis. NeuroImage 34, 1443–1449.

Escolano, C., Antelis, J.M., Minguez, J., 2012. A telepresence mobile robot controlled with a noninvasive brain—computer interface. IEEE Trans. Syst. Man Cybern. B 42 (3), 793–804.

Jia, W., Zhao, X., Liu, H., Gao, X., Gao, S., Yang, F., 2004. Classification of single trial EEG during motor imagery based on ERD. Conf. Proc. IEEE Eng. Med. Biol. Soc. 1, 5–8.

Joyce, C.A., Gorodnitsky, I.F., Kutas, M., 2004. Automatic removal of eye movement and blink artifacts from EEG data using blind component separation. Psychophysiology 41 (2), 313–325.

Kalcher, J., Flotzinger, D., Neuper, C., Golly, S., Pfurtscheller, G., 1996. Graz brain-computer interface II: towards communication between humans and computers based on online classification of three different EEG patterns. Med. Biol. Eng. Comput. 34 (5), 382–388.

Li, Y., Yu, T., 2015. In: EEG-based hybrid BCIs and their applications. 3rd International Winter Conference on Brain-Computer Interface (BCI), IEEE Xplore. https://doi.org/10.1109/IWW-BCI.2015.7073035.

Luck, J.S., 2005. An Introduction to the Event-Related Potential Technique. MIT Press. pages 374, 0262122774, 9780262122771.

Mahajan, R., Bansal, D., 2017. Real time EEG based cognitive brain computer interface for control applications via Arduino interfacing. Procedia Comput. Sci. 115, 812–820.

Onton, J., Makeig, S., 2006. Information-based modeling of event-related brain dynamics. Prog. Brain Res. 159, 99–120. https://doi.org/10.1016/S0079-6123 (06)59007-7.

Pathirage, I., Khokar, K., Klay, E., Alqasemi, R., Dubey, R., 2013. In: A vision based P300 brain computer interface for grasping using a wheelchair-mounted robotic arm. 2013 IEEE/ASME International Conference on Advanced Intelligent Mechatronics (AIM), pp. 188–193.

Peters, B.O., Pfurtscheller, G., Flyvbjerg, H., 1998. Mining multichannel EEG for its information content: an ANN-based method for a brain-computer interface. Neural Netw. 11, 1429–1433.

Pradhan, C., Jena, S.K., Nadar, S.R., Pradhan, N., 2012. Higher-order spectrum in understanding nonlinearity in EEG rhythms. Comput. Math. Methods Med. 2012. 206857, 8 pages. https://doi.org/10.1155/2012/206857.

Shi, B.G., Kim, T., Jo, S., 2010. Non-invasive Brain Signal Interface for a Wheelchair Navigation. In: Proceedings of International Conference on Control Automation and Systtems, Gyeonggi-do, Republic of Korea, pp. 2257–2260.

Smith, D.J., Varghese, L.A., Stepp, C.E., Guenther, F.H., 2014. Comparison of steady-state visual and somatosensory evoked potentials for brain-computer interface control. Conf. Proc. IEEE Eng. Med. Biol. Soc., 1234–1237. https://doi.org/10.1109/EMBC.2014.6943820.

Subasi, A., Gursoy, M.I., 2010. EEG signal classification using PCA, ICA, LDA and support vector machines. Expert Syst. Appl. 37 (12), 8659–8666.

Varela, M., 2015. In: Raw EEG signal processing for BCI control based on voluntary eye blinks.Central American and Panama Convention (CONCAPAN XXXV), 2015 IEEE Thirty Fifth, pp. 1–5. https://doi.org/10.1109/CONCAPAN.2015.7428477.

Xu, R., Jiang, N., Lin, C., Mrachacz-Kersting, N., Dremstrup, K., Farina, D., 2014. Enhanced low-latency detection of motor intention from EEG for closed-loop brain-computer interface applications. IEEE Trans. Biomed. Eng. 61 (2), 288–296.

认知分析：频域

5.1 引言

全球许多身体机能障碍患者生活难以自理，不得不依赖他人照料。为了改善这些人的日常生活，除了常规治疗之外，研究和开发相关的自动控制系统是当务之急。目前，基于生理信号的体外设备控制系统的数量呈现指数增长的趋势。在这些控制系统中，被最广泛采用的生理信号是以 EEG 形式表示的神经信号（Wolpaw 等，2002；Tanaka 等，2005；Nielsen 等，2006；Galan 等，2008；Lecuyer 等，2008；Cho 等，2009）。通过神经信号的模式分析，能够推知的患者常见行为或状态包括心理任务、眨眼、想象思考、眼动、视觉/听觉/情感刺激等。如果要开发基于脑机接口的控制应用系统，那么就需要对采集的神经信号进行分析，并将其转换为控制信号。所开发系统的性能完全取决于算法的解码能力（Cabrera 等，2008）。因此，神经模式转译算法是 BCI 系统的核心。

在大多数的研究工作中，基于 EEG 的大脑认知活动分析涉及提取 ERP 在不同大脑皮层区域的分布。第 4 章详细讨论了在时域中如何通过 EEG 信号分析，识别与单次眨眼相关的脑活动。对于通过头皮电极采集的 EEG 信号，时域分析主要关注的是 EEG 信号的平均变化情况，发现信号幅值随时间的变化情况，以及感兴趣的数据点与事件之间时间间隔的变动情况。然而，时域分析也有其不足之处。它需要将多次试验的 EEG 信号进行平均，才能确定 ERP 的幅值随时间变化的情况（DeBoer 等，2006）。此外，如果 ERP 幅值的峰值不显著，那么时域分析就很难对相关的神经状态进行分类。

频域分析可以弥补时域分析的不足[⊖]。频域中的通道谱分析是一种已被证实的有效技术，可用于表征在特定的认知、情感或动作期间神经活动的变化情况（Dressler 等，2004；Jatupaiboon 等，2013）。本章将针对所获得的与单次眨眼相关的 EEG 信号，重点阐述在频域中进行认知分析的过程和算法。对采集的 EEG 信号进行频域分析，需要对其进行傅里叶变换，以获得频谱详情。快速傅里叶变换（FFT）常用于绘制 EEG 信号的频谱，以发现某个特定频率的幅值被改变的情况。利用这样的谱分

⊖　此句为译者所加，目的是使得上下文更连贯，以便读者理解。——译者注

析，可以确定与单次眨眼相对应的 EEG 信号的特征集。该特征集由 EEG 信号子频带的功率值构成，反映 EEG 信号各子频带之间的功率变化。EEG 信号的子频带包括 beta、alpha、theta、gamma 和 delta。delta 频带处于最低的频率范围（0~4 Hz），其他子频带的范围是：theta（4~8 Hz）、alpha（8~12 Hz）、beta（12~31 Hz），以及 gamma（>31 Hz）（Teplan，2002）。由于 EEG 信号子频带的功率变化与特定的脑活动相关，故通过识别和分析频谱的变化情况，就有可能刻画出相关的认知神经状态（Wolpaw 等，2000；Iversen 等，2008；Sakkalis，2011）。因此，有望通过 EEG 信号的分析，识别人类被试的脑活动状况，进而开发出用 BCI 实现控制的应用。

研究者采用规范化后的 delta、alpha 和 beta 波，已成功刻画出与冥想和注意相关的 EEG 信号的特征（Lin 等，2010）。该研究旨在开发交互式 BCI，帮助残疾人操控电动轮椅。研究者首先将单个电极置于头皮额叶区，用于采集 EEG 信号；然后，在频域中，对与冥想和注意相关的 EEG 信号进行分析，提取其特征集；最后，通过将特征向量转译为控制轮椅移动的信号，实现了有效且易用的接口。

为了寻求改善残疾人生活的解决方案，研究者从采集的 EEG 信号中提取基于功率谱密度（PSD）的特征，用于识别左手想象运动和右手想象运动（Saa 和 Gutierrez，2010）。结果表明，参数化 PSD 估计技术（Castanie，2013）对于改进 BCI 的分类准确率非常有效。信号特征被正确分类后，可进一步控制体外设备，包括计算机系统。20 世纪 90 年代的一项早期研究采用参数化 PSD 估计技术提取相关特征，考察了左右运动想象期间采集的 EEG 信号（Pregenzer 和 Pfurtscheller，1999）。研究者特意在中央大脑皮层的左右区域，采用两对双极电极采集 EEG 信号，并结合六阶自回归模型（Autoregressive model，AR 模型）设计了降维的特征向量。该研究的目的是为肘部以下截肢者提供一种有效的 BCI 系统。Sakkalis 等（2008）开发了更有效的自回归滑动平均（Autoregressive Moving Average，ARMA）模型，用于分析轻微癫痫儿童的 EEG 相关脑活动。研究者将 EEG 数据分割为持续时间为 10.24 秒的若干段进行实验，希望从中提取相关的生物标记。利用参数模型方法，研究者在所有通道的数据集上，取得了 100% 的完美准确率。

另一项研究表明，可利用与闭眼相关的 EEG 信号控制电动轮椅的移动（Ming 等，2014）。在该研究中，研究者在频域中分析被试闭眼超过 1 秒的 EEG 信号，提取多通道 EEG 数据集的子频带的功率谱特征，以控制轮椅前后左右移动。该系统不断检测 EEG 功率谱中 alpha 波的幅值，并将其变化转译为控制轮椅移动的信号，平均控制成功率达到 81.3%。

综上所述，非参数谱分析方法和参数谱分析方法可用于对采集的 EEG 信号进行谱估计和随后的神经状态分类，如图 5-1 所示。一方面，采集的 EEG 信号经过预处理、去除各种生理和非生理伪迹后，便可采用非参数的谱分析方法。这种分析过程反过来又增强了原 EEG 信号中与所要求的特定信息相关的脑活动模式。随后的谱分析则用于提取最有利于对神经状态进行分类的特征。另一方面，参数谱分析方法可直接处理未经预处理的 EEG 信号（Sakkalis 等，2008）。与非参数谱分析相比，参数谱分析具有一定的优势，因为参数谱分析可以最小化由于使用窗函数导致的边界谱泄露问题，而且具有较高的频率分辨率（Gath 等，1992）和较低的计算复杂性（Tarvainen 等，2004）。

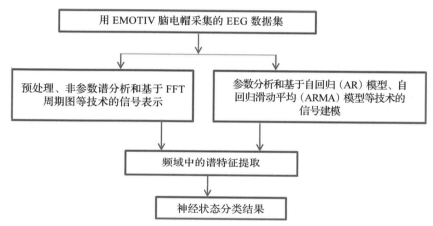

图 5-1　用于谱估计和神经状态分类的非参数和参数技术

本研究将采用基于子频带功率谱和与 EEG 相干性有关的特征，识别 EEG 信号中与有意眨眼相关的信号，进而实现 BCI 系统。基于谱参数的认知型 BCI 需要探究 EEG 信号的频域信息，而频率响应分析需要将 EEG 信号的整个频率范围分割为子频带，包括 delta（0～4 Hz）、theta（4～8 Hz）、alpha（8～12 Hz）、beta（12～31 Hz）和 gamma（>31 Hz）。这里，与有意单次眨眼有关的 EEG 信号，通过 14 个通道的 Emotiv 脑电帽进行采集，然后在频域中进行分析，提取相关特征集。图 5-2 显示了对有意眨眼期间采集的实时 EEG 信号进行认知活动谱分析的技术框架。

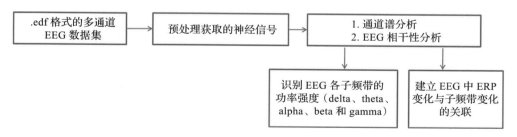

图 5-2　有意眨眼期间采集的实时 EEG 信号的认知分析：频域

这里，从 5 名被试的 EEG 信号中获得与有意眨眼相关的脑模式信号，然后对其进行频域分析，目的是识别 EEG 信号不同子频带的功率强度。下面的几节将详细介绍针对所采集的 EEG 信号，进行频域分析（通过提取通道谱相关和相干性相关的特征进行分析）的过程。

5.2   通道的功率谱分析

针对所采集的 EEG 信号，这里采用 MATLAB 2015a 和基于 MATLAB 的独立应用软件工具箱 EEGLAB 的 13.2.2b 版本（Delorme 和 Makeig，2004）进行频域分析。通道的功率谱分析的对象是经过预处理后的多通道 EEG 数据集，目的是提取所有通道的功率谱（Emotiv 脑电帽共有 14 个通道）。正如第 3 章所述，EEG 数据的预处理采用有限脉冲响应（FIR）带通滤波器进行滤波。滤波的带宽是 0.25～50 Hz。这个带宽保留了与单次眨眼相关的 EEG 信号中所有 ERP 成分和频域的变化情况。EEG 信号振荡波形的微小变化通常可从相应的功率变化中观察出来。通道的功率谱分析就是要捕捉与事件相关的功率变化情况。通过计算 EEG 信号的 PSD，可以定量反映各个特定频率点的功率情况。在开发 BCI 系统时，为了识别相关的神经活动，PSD 是最常使用的特征（Unde 和 Shriram，2014）。PSD 的值是各个频率点的幅值的平方，代表单位频率具有的能量（$\mu V^2/Hz$）(Sanei 和 Chambers，2007)。

在选定的带宽范围内，针对选定的频率点，对 14 个通道的 EEG 数据进行通道功率谱分析。所有通道的 EEG 信号功率谱曲线绘制在同一张图上，并采用不同的颜色绘制[○]。功率谱的计算是基于 FFT 的周期图技术。滑动汉宁（Hanning）窗技术被用来降低由于数据截断造成的影响，以最小化频谱能量泄露和消除噪声。由 EEG 信号自相关的傅里叶变换，可得到 EEG 信号的 PSD。使用周期图方法计算 PSD 的具体步骤如下：

i. 对 EEG 信号采样，得到采样信号 $x(t)$。

ii. 将采样信号 $x(t)$ 分为若干个相互有部分重叠的较短的 EEG 数据段。EEG 数据段越宽，能获得越好的频率分辨率。

iii. 计算每个 EEG 数据段的离散傅里叶变换（DFT），并对 DFT 结果的幅值取平方值。计算公式如下：

$$X(w) = \frac{1}{2\pi N}\left|\sum_{n=1}^{N} x(n)\mathrm{e}^{-jwn}\right|^2 \tag{5-1}$$

iv. 对所有重叠数据段的 DFT 结果求平均，得到 EEG 信号最终估计的功率谱。

通常在 EEG 信号的通道功率谱曲线的上面，绘制选定带宽内若干频率处的头皮

○ 可参考图 5-3 理解。——译者注

脑地形图[⊖]。每个脑地形图呈现某个特定频率的功率在不同脑区（额叶、颞叶、顶叶和枕叶）的分布情况。

5.3　子频带功率分析

神经元的神经活动常与采集到的由外部刺激、执行动作或某个事件引发的脑信号的功率变化相关。为了捕捉与特定事件相关信号的功率变化，最常用的方法是功率谱分析。功率谱分析基于信号自相关的傅里叶变换，是一种典型的频域分析技术。所采集的 EEG 信号可通过确定其特定子频带的功率做定量分析。这样的分析被称为 EEG 信号的功率谱分析。它可以呈现 EEG 信号中不同频率成分（即 delta、theta、alpha、beta 和 gamma）的功率分布（频率幅值的平方的分布）(Stein 等，1999；Mahajan 和 Bansal，2015）。

EEG 信号携带有 delta、theta、alpha、beta 和 gamma 子频带的功率信息。要想获得信号的某个频带的功率特征，就需要设计对信号在该频带进行滤波的带通滤波器。用该滤波器对多个样本信号分别进行滤波，并将各个样本信号的滤波结果平方后再求平均，就得到了信号在该特定频带的功率特征。

因此，这里将与眨眼相关的 EEG 信号的时间序列数据进行傅里叶变换，从而获得其功率谱。傅里叶变换在每个频率点都将 EEG 信号分解为实成分（EEG 信号的余弦成分）和虚成分（EEG 信号的正弦成分），从而获得 EEG 信号在一系列频率点的复数表示。最终的频谱就是选定频率范围内各频率点相应的复数值的集合。将这些复数值取对数得到对数频谱。

利用频带功率特征的 BCI 能否成功依赖于关键子频带的选择是否准确。频带功率特征已经广泛应用于运动想象分类（Pfurtscheller 和 Neuper，2001）和认知任务分类（Palaniappan，2005；Yamanaka 和 Yamamoto，2010）。然而，频带功率特征仅能反映某个选定频带的功率信息。为了提取 EEG 信号全频率的特征，另一种称为 PSD 的频域技术将整个 EEG 信号分割为若干个小信号段，并在每个小段上计算功率特征。

这里利用 EEGLAB 进行子频带功率分析，绘制选定通道的特性，并通过 ERP 图像和脑区活跃谱的变化情况，了解与单次眨眼相关的神经活动。

5.4　EEG 相干性分析

对于来自两个不同电极的 EEG 信号，可通过观察二者的相位耦合程度，了解其相似关系。这种相似关系可用相干性来度量。相干性作为参数，可用于确定一对电

⊖　可参考图 5-3 理解。——译者注

极信号之间的相位耦合关系的稳定性。它从频率的角度表示两个时间信号或图谱在不同时间和频率点上的关联程度。

用相干性表示相邻电极 EEG 信号之间的相似性，需要分别计算每个 EEG 信号基于傅里叶变换的频谱，即用短时傅里叶变换（Short-Time Fourier Transform，STFT），在时－频域中对 EEG 信号进行分析。首先，对 EEG 信号 $x(t)$ 进行采样，产生含有 N 个样本点的离散采样信号 $x(n)$；然后，计算采样信号 $x(n)$ 的 DFT/FFT，如下式所示：

$$X(k) = \sum_{n=0}^{N-1} x(n) e^{\frac{-j2\pi kn}{N}}, \quad k = 0,\ 1,\ 2,\cdots,\ N-1 \qquad (5\text{-}2)$$

其中，$X(k)$ 是有限持续信号 $x(n)$ 在频率点 $f = k/N$ 处的 DFT 值。

利用逆 DFT，可从 $X(k)$ 还原采样信号 $x(n)$，如下式所示：

$$x(n) = \frac{1}{N} \sum_{n=0}^{N-1} X(k) e^{\frac{j2\pi kn}{N}}, \quad k = 0,\ 1,\ 2,\ \cdots,\ N-1 \qquad (5\text{-}3)$$

式中引入了缩放因子 $1/N$。

采用矩阵形式，式（5-3）[⊖]和式（5-2）也可以分别表示为：

$$x = \frac{1}{N} FX \qquad (5\text{-}4)$$

$$X = \bar{F} x \qquad (5\text{-}5)$$

其中，$\bar{F}$ 表示傅里叶矩阵 F 的复共轭矩阵。

由上述方法所得到的 DFT 向量 $X(k)$ 的各个元素分别是频率 $f = 0$，$1/N$，$2/N$，$\cdots$，$(N-1)/N$ 处的傅里叶系数。$X(k)$ 可以采用两个图形来描述，分别是幅度图 $|X(k)|$ 和相位图 $\arg X(k)$。

根据上述分析，可按下述算法的步骤，计算输入 EEG 信号的时频图谱（spectrogram）[⊜]：

i. 采集输入 EEG 信号 $x(t)$；

ii. 对 EEG 信号 $x(t)$ 进行采样，产生含有 N 个样本点的数值化采样信号 $x(n)$；

iii. 从整个采样信号 $x(n)$ 中，按顺序取出若干个有部分重叠的、长度为 m 的数据段；

iv. 将取出的所有数据段，按顺序一列一列地排放在矩阵 Y 中。Y 的第一列是 $[x(0),\ x(1),\ \cdots,\ x(m-1)]^{\mathrm{T}}$，第二列是 $[x(1),\ x(2),\ \cdots,\ x(m)]^{\mathrm{T}}$，以此类推，即可根据输入信号的各个数据段产生一个具有高度冗余数据的矩阵 Y。

v. 对矩阵 Y 的每列分别计算 DFT，即分别计算输入信号 $x(n)$ 各个窗口长度为 m

⊖ 原文此处是"Eqs. (5.1)"即式（5-1），根据上下文的含义，译文改为"式（5-3）"。——译者注

⊜ spectrogram 有不同的译法，这里根据上下文的意思翻译为时频图谱。在下文中，时频图谱有两种表示方式，分别是时频图谱矩阵和时频图谱图像。——译者注

的数据段的 DFT，从而得到时频图谱矩阵 $Y(k)$ 相应的列。可见，时频图谱矩阵 $Y(k)$ 的行方向代表时间，列方向代表频率。时频图谱矩阵 $Y(k)$ 的每个元素的值都通过时间和频率共同确定。因此，时频图谱矩阵 $Y(k)$ 是输入信号 $x(n)$ 的时－频表示。

总之，时频图谱根据离散化输入信号的 DFT/FFT 创建。首先，对采集到的 EEG 信号在时域中进行采样，得到采样信号。然后，将采样信号分割为若干个有部分重叠但长度相同的数据段，并将这些数据段按顺序一列一列地排放在矩阵中。接着，计算每个数据段的 DFT/FFT，以确定其频谱。这些数据段的频谱数据在时频图谱矩阵中逐列排放，即每个数据段的 DFT/FFT 值构成时频图谱矩阵的列数据（表示某个特定时间段信号的由频率－幅度表示的频谱）。最终，可用一幅彩色图像表示时频图谱矩阵，即用时频图谱图像表示 EEG 信号的频率成分随时间的变化情况（Tuncel 等，2010；Bajaj 和 Pachori，2013）。具体做法是：在时频图谱图像中，将时频图谱矩阵中的不同幅值用不同的颜色编码表示，而相同的颜色代表相同的幅值。时频图谱的分辨率依赖于窗口的长度（数据段的长度）——短的数据段具有高的时间分辨率，但频率分辨率低；长的数据段具有高的频率分辨率，但时间分辨率低。因此，优化数据段的长度和重叠度可以增强时频图谱图像的可视化效果（Ricardo Ramos-Aguilar 等，2017）。

为了深入理解与眨眼相关的 EEG 信号的变化情况，下面考察三对头皮通道 EEG 信号之间的相干性。这三对通道包括左前额（额叶前部）的两个通道，AF3（通道 3）–F7（通道 4）之间的相干性，以及这两个通道分别与参考通道（前额参考通道）之间的相干性。之所以选择左前额的两个通道进行相干性分析，是因为从 Emotiv 脑电帽的这两个通道可以清晰地捕捉与有意单次眨眼相关的神经活动（详情可参考 4.5 节的分析与结论）。

电极对的 EEG 信号之间的相干性分析，是通过计算它们各自基于傅里叶变换的时频图谱完成的。相干性参数是一个比值，即选定电极对（这里共有三对：AF3–F7、AF3–参考电极和 F7–参考电极）信号之间互功率谱密度幅值的平方与各自功率谱密度的乘积之比（Mathewson 等，2012）。例如，EEG 头皮电极 AF3（通道 3）与 F7（通道 4）之间的相干性函数为：

$$C_{3-4} = \frac{|P_{3-4}(f)|^2}{P_{3-3}(f)P_{4-4}(f)} \tag{5-6}$$

其中，$P_{3-3}(f)$ 和 $P_{4-4}(f)$ 分别是通道 3（AF3）和通道 4（F7）的自功率谱密度（auto pow-erspectral density），$P_{3-4}(f)$ 是左前额通道 AF3 和 F7 之间的互功率谱密度（cross power-spectral density）。相干性值 C_{3-4} 表示在多大程度上可通过构造一个优化的最小二乘线性函数，从通道 3 的信号估计或预测通道 4 的信号。它提供了选定电极对信号之间同步性的度量。值"1"表示在选定的两个通道处采集的脑信号之间具有完美的关联性；值"0"表示在选定的两个通道处采集的脑信号之间完全没有关联性

（Mathewson 等，2012）。增强相耦合的稳定性甚至可以使相干性的值高于 1。下面将考察 5 位被试的三对电极之间的相干性，以了解它们在有意单次眨眼期间具有最大关联性的时段。

5.5   结果与分析

针对从 EEG 信号中识别单次眨眼的问题，本节将给出频域分析的详细结果。这里，采用通道谱分析，以提取所采集的多通道 EEG 数据集中每个通道的功率谱。

下面将详细讨论 5 位被试的子频带功率分析和 EEG 相干分析。这些分析的目标是从 EEG 信号中识别有意眨眼动作。在实验过程中，要求被试做有意眨眼动作；相应的 EEG 信号通过 Emotiv 脑电帽的头皮电极采集后，导入 MATLAB 的 EEGLAB 工具箱中，并在频域中进一步分析。

为了确定 EEG 信号的功率分布情况，对所有通道的 EEG 数据进行功率谱分析。在功率谱图形的上方绘制若干脑地形图，分别表示某个特定的频率的，功率在不同脑区的分布。在分析所采集的 EEG 信号时，有一点非常重要，即确定哪个脑区对 EEG 信号的哪个子频带（delta、theta、alpha、beta 或 gamma）具有最强的响应。正是出于此目的，绘制每个通道的功率谱和在不同频率处的脑地形图，以提取相关信息。

在图 5-3 所示的通道功率谱图中，每条彩色轨迹线描绘了某个头皮电极处采集的 EEG 信号在连续频率点上的平均对数功率。轨迹线的上方有四个脑地形图，分别呈现 4 个子频带（delta、theta、alpha 和 beta）在不同脑区的功率分布。最左边的脑地形图呈现了各个脑区在 2 Hz（属于 delta 频带）的功率分布情况，其他 3 个脑地形图分别呈现了在 6 Hz（属于 theta 频带）、9 Hz（属于 alpha 频带）和 20 Hz（属于 beta 频带）的功率分布情况。

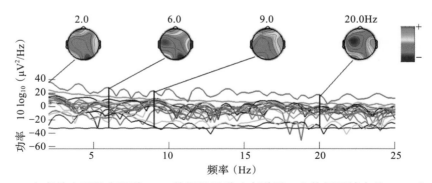

图 5-3   有意单次眨眼多通道 EEG 数据的通道功率谱图。左前额区域在从 delta（2 Hz）到 alpha（9 Hz）的频带呈现出较高强度的功率分布。红色表示最强的功率分布，其次是黄色、绿色和蓝色

在第 4 章中，详细讨论了 ERP 分析和脑地形图分析，发现在执行眨眼动作期

间，大脑皮层的左前额区域呈现最强的电位分布。Emotiv 脑电帽在左前额区域有两个头皮通道，AF3（通道 3）和 F7（通道 4）。因此，后续分析就主要针对这两个通道。图 5-3 表明，左前额区域在从 delta（2 Hz）到 alpha（9 Hz）的频带具有较高强度的功率分布（红色横贯左前额区域）。

为了识别有意眨眼动作的时刻，下面将分别对 5 位被试的多通道 EEG 数据集的所有通道进行子频带分析。这些通道分布在前额叶（AF3 和 F7）、枕叶（O1 和 O2）、顶叶（P7 和 P8）和颞叶（T7 和 T8）。另外，还特别分析 Emotiv 脑电帽左前额通道 AF3 和 F7 的通道活跃性和 ERP 图。

图 5-4 显示了单次眨眼期间，被试 1 左前额通道 AF3 的 EEG 活动情况。图 5-4 左上角显示的是头皮图形，其中有一个红点，标识所选通道的位置（通道 3：AF3）；右上角显示的是 ERP 图像，呈现了神经活动情况；下方显示的是 EEG 信号的功率谱曲线，其中在多个频率处出现了峰值。

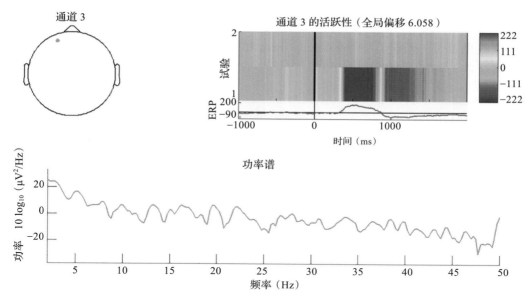

图 5-4　单次眨眼期间，被试 1 在通道 AF3 的通道活跃性和 ERP 图像。左上角 2D 头皮图中的红点指示所选择的左前额通道 3（AF3）；右上角 ERP 图像的高电位部分（红色条部分）显示了增强的神经活动，而蓝色轨迹则显示了 EEG 信号数据段（epoch）的平均轨迹；下方的 EEG 信号功率谱表明从 delta（0～4 Hz）到 alpha（8～12 Hz）的频带具有较高的功率

图 5-4 右上角的 ERP 图像是一个彩色编码图，显示了两次试验（trial）ERP 的幅值随时间的变化[○]。图中用不同的颜色表示与某个特定神经活动相关的 ERP 的幅值大小，其中，最大的 ERP 幅值用红色竖条表示，表示增强的神经活动，其次是黄

[○]　此句中"显示了两次试验 ERP 的幅值随时间的变化"为译者添加。——译者注

色、绿色和蓝色竖条。以这种方式，ERP 图像指示了单次眨眼期间神经活动被增强的电位（红色竖条）。在 ERP 图像下方的蓝色轨迹线显示了 ERP 幅值随时间变化的情况，它表示了所采集的多个 EEG 信号段（epoch）在各个相同延迟时刻的平均幅值。可以看出，在有意眨眼期间，ERP 的幅值有明显的增长。在延迟 400～900 ms 期间，幅值由 –40 μV 增长到 200 μV。这一点也可由深红色竖条看出，这表明在 EEG 信号中存在增强的神经活动。

图 5-4 下方的功率谱曲线显示了 EEG 信号的功率变化，横坐标是频率（Hz），纵坐标是对数功率值（μV²/Hz）。可以看出，最大对数功率值是 24[○]，从子频带 delta（0～4 Hz）到子频带 alpha（8～12 Hz）都具有较高的幅值。这表明在有意单次眨眼期间，这些低频的子频带信号成分比较活跃。

类似于图 5-4，图 5-5 显示了单次眨眼期间，被试 1 另一个左前额通道 F7 的活跃情况，进一步证实了上述结论。图 5-5 左上角显示的 2D 头皮图形中的红点，标识了所选通道的位置（通道 4：F7）。图 5-5 右上角的 ERP 图像表明，在选定的测试期间，神经活动明显增强（红色竖条表示最大电位强度和 ERP 幅值）。蓝色 ERP 轨迹线显示在延迟 400～900 ms 期间，幅值由 –100 μV 增长到 300 μV。图 5-5 下方的功率谱曲线也表明：低频子频带（delta、theta 和 alpha）具有较高的幅值，是信号的主导频带；最大对数功率值是 24。

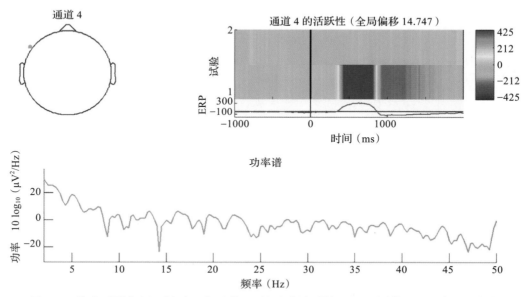

图 5-5　单次眨眼期间，被试 1 在通道 F7 的通道活跃性和 ERP 图像。左上角 2D 头皮图中的红点指示所选择的左前额通道 4（F7）；右上角 ERP 图像的高电位部分（红色条部分）显示了增强的神经活动，而蓝色轨迹则显示了 EEG 信号数据段（epoch）的平均轨迹；下方的 EEG 信号功率谱表明从 delta（0～4 Hz）到 alpha（8～12 Hz）的频带具有较高的功率

○　原著此处是"功率值 24 μV²/Hz"，但从图 5-4 看，应当是对数功率值。下文也有类似情况。——译者注

　　类似于被试1的讨论，下面将详细讨论其余4位被试的 EEG 数据集的分析结果。图 5-6a～d 分别呈现了在有意单次眨眼期间，被试 2、3、4 和 5 在左前额通道 3（AF3）采集的 EEG 信号的通道活跃性情况，包含 ERP 图像、平均 ERP 轨迹线和功率谱曲线。类似地，图 5-7a～d 分别呈现了在有意单次眨眼期间，被试 2、3、4 和 5 在左前额通道 4（F7）采集的 EEG 信号的通道活跃性情况。

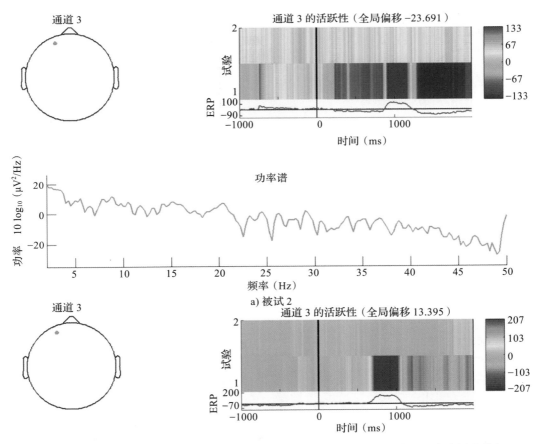

a) 被试 2

图 5-6　单次眨眼期间，通道 AF3 的通道活跃性和 ERP 图像。左上角 2D 头皮图中的红点指示所选择的左前额通道 3（AF3）；右上角 ERP 图像的高电位部分（红色条部分）显示了增强的神经活动，而蓝色轨迹则显示了 EEG 信号数据段（epoch）的平均轨迹；下方的 EEG 信号功率谱表明从 delta（0～4 Hz）到 alpha（8～12 Hz）的频带具有较高的功率

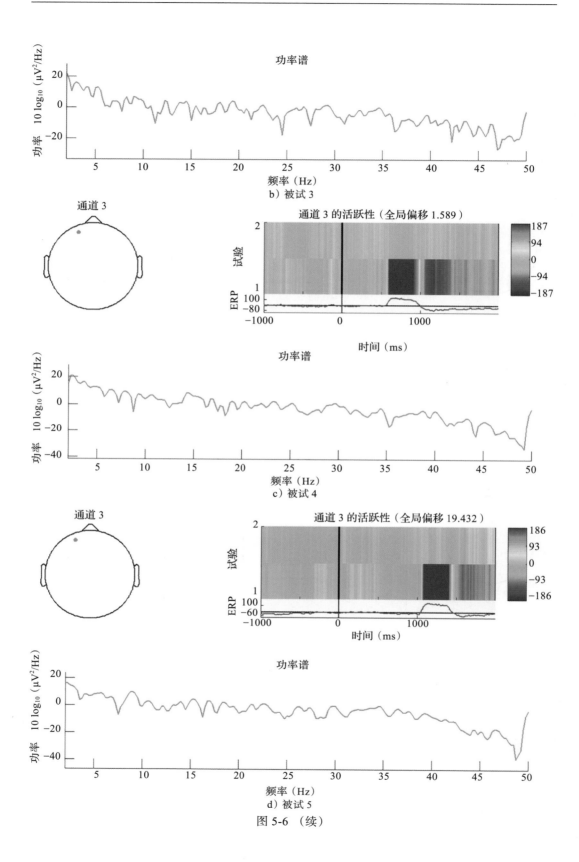

b）被试 3

c）被试 4

d）被试 5

图 5-6 （续）

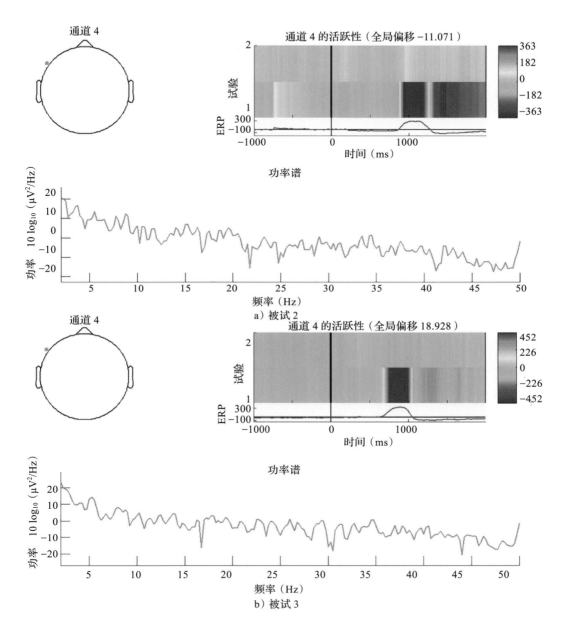

图 5-7　单次眨眼期间，通道 F7 的通道活跃性和 ERP 图像，左上角 2D 头皮图中的
　　　　红点指示所选择的左前额通道 4（F7）；右上角 ERP 图像的高电位部分（红
　　　　色条部分）显示了增强的神经活动，而蓝色轨迹则显示了 EEG 信号数据段
　　　　（epoch）的平均轨迹；下方的 EEG 信号功率谱表明从 delta（0~4 Hz）到
　　　　alpha（8~12 Hz）的频带具有较高的功率

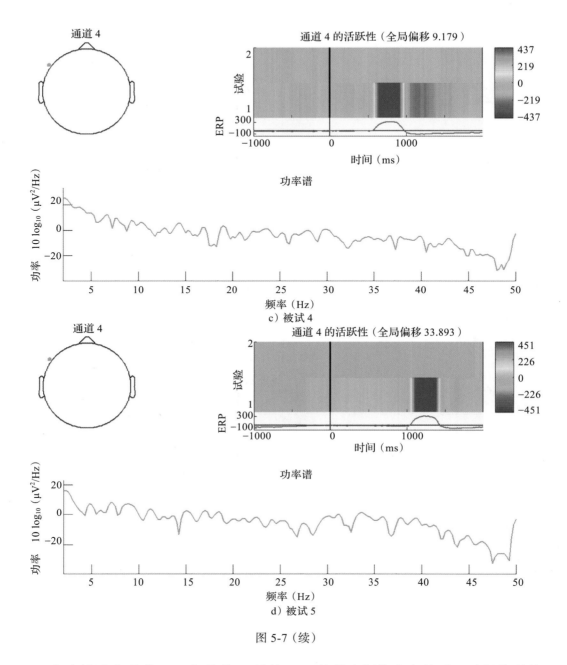

c）被试 4

d）被试 5

图 5-7（续）

各个被试在通道 AF3 和通道 F7 平均 ERP 的最大幅值产生的延迟时段分别是：1000 ms 左右（图 5-6a 和图 5-7a：被试 2）、600～1050 ms（图 5-6b 和图 5-7b：被试 3）、500～1000 ms（图 5-6c 和图 5-7c：被试 4）和 1000～1500 ms（图 5-6d 和图 5-7d：被试 5）。这些延迟时段提示了单次眨眼动作的执行时间。

对于被试 2，大约在延迟 1000 ms 期间，通道 AF3 的 ERP 幅值由 −50 μV 增长到 100 μV；通道 F7 的 ERP 幅值由 −100 μV 增长到 300 μV；这两个通道的最大对数功率值都约为 20，并且都处于 EEG 的低频带。

对于被试 3，大约在 600～1050 ms 期间，通道 AF3 的 ERP 幅值由 −70 μV 增长到 200 μV；通道 F7 的 ERP 幅值由 −100 μV 增长到 300 μV；这两个通道的最大对数功率值都约为 20，并且都处于 EEG 的低频带。

对于被试 4，大约在 500～1000 ms 期间，通道 AF3 的 ERP 幅值由 −80 μV 增长到 100 μV；通道 F7 的 ERP 幅值由 −100 μV 增长到 300 μV；这两个通道的最大对数功率值分别是 20 和 24，并且都处于 EEG 的低频带。

对于被试 5，大约在 1000～1500 ms⊖期间，通道 AF3 的 ERP 幅值由 −60 μV 增长到 100 μV；通道 F7 的 ERP 幅值由 −100 μV 增长到 300 μV；这两个通道的最大对数功率值都约为 18，并且都处于 EEG 的低频带。

表 5-1 总结了有意单次眨眼期间，被试 2、3、4 和 5 在左前额通道 AF3 和 F7 采集的 EEG 信号的通道活跃性情况。

表 5-1　左前额通道 AF3 和 F7 的通道活跃性参数

被试	通道			
	通道 3（AF3）		通道 4（F7）	
	ERP 幅值变化	对数功率最大值	ERP 幅值变化	对数功率最大值
被试 1	−40 to 200 μV at 400 to 900 ms	24	−100 to 300 μV at 400 to 900 ms	24
被试 2	−50 to 100 μV around latency points 1000 ms	20	−100 to 300 μV around latency points 1000 ms	20
被试 3	−70 to 200 μV at 600 to 1050 ms	20	−100 to 300 μV at 600 to 1050 ms	20
被试 4	−80 to 100 μV at 500 to 1000 ms	20	−100 to 300 μV at 500 to 1000 ms	24
被试 5	−60 to 100 μV at 1000 to 1500 ms	18	−100 to 300 μV at 1000 to 1500 ms	18

然而，与前额通道 AF3 和 F7 不同，在枕叶、颞叶和顶叶的通道，被试 1 都没有如此明显增长的 ERP 幅值和功率谱幅值。出于识别有意眨眼动作的目的，图 5-8a 和图 5-8b 分别显示了左枕叶通道 O1 和右枕叶通道 O2 的神经活动情况，显然，O1 和 O2 的 ERP 幅值都很低，最大幅值分别是 40 μV 和 3 μV。图 5-9a 和图 5-9b 分别显示了颞叶通道 T7 和 T8 的神经活动情况，T7 和 T8 的 ERP 幅值也都很低，最大幅值分别是 30 μV 和 60 μV。图 5-10a 和图 5-10b 分别显示了顶叶通道 P7 和 P8 的神经活动情况，P7 和 P8 的 ERP 幅值同样都很低，最大幅值都只有 40 μV。在枕叶、颞叶和顶叶的通道功率谱图中，都未发现占主导的频带。

⊖　原著此处为 600～1050 ms。结合图 5-6d 和图 5-7d，以及前文，可知原著此处有误。——译者注

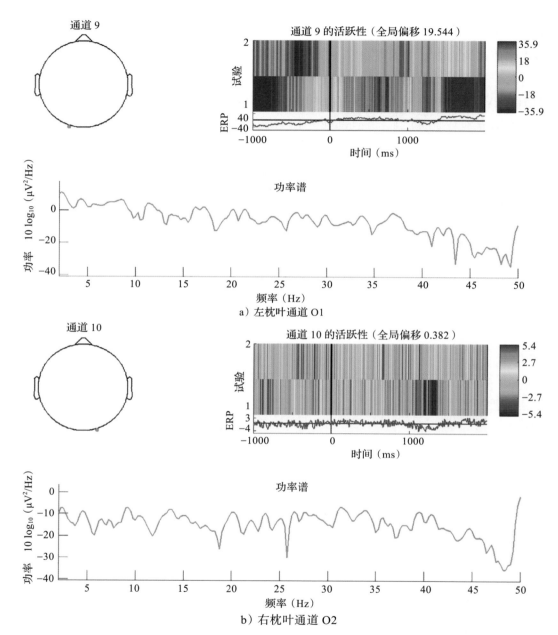

图 5-8　单次眨眼期间，被试 1 的通道活跃性和 ERP 图像。左上角 2D 头皮图中的红
　　　　点指示所选择的 a）左枕叶通道 9（O1）和 b）右枕叶通道 10（O2）；右上角的
　　　　ERP 图像和蓝色 EEG 数据段（epoch）平均轨迹线都未显示增强的神经活动；
　　　　下方的 EEG 信号功率谱也未显示存在主导频带

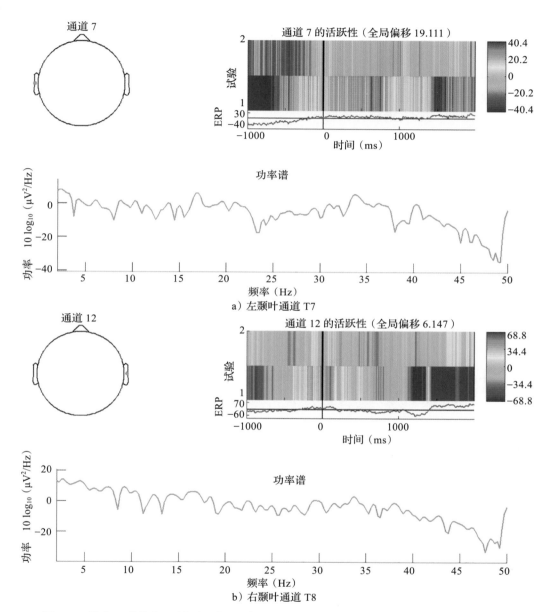

图 5-9   单次眨眼期间，被试 1 的通道活跃性和 ERP 图像。左上角 2D 头皮图中的红点指示所选择的 a）左颞叶通道 7（T7）和 b）右颞叶通道 12（T8）；右上角的 ERP 图像和蓝色 EEG 数据段（epoch）平均轨迹线都未显示增强的神经活动；下方的 EEG 信号功率谱也未显示存在主导频带

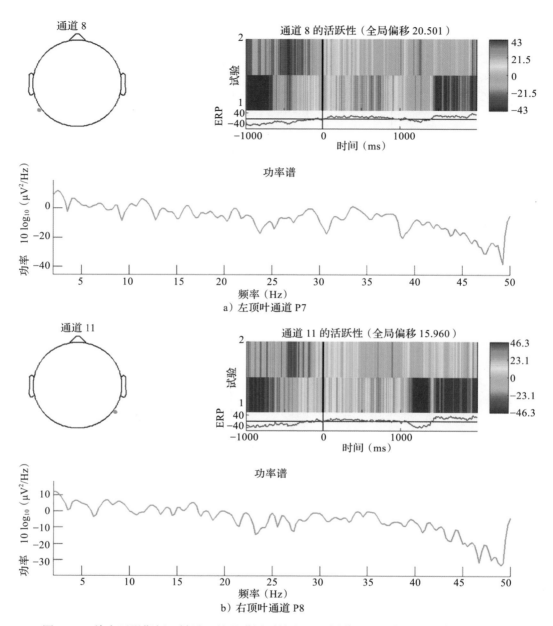

图 5-10 单次眨眼期间，被试 1 的通道活跃性和 ERP 图像。左上角 2D 头皮图中的红点
指示所选择的 a) 左顶叶通道 8（P7）和 b) 右顶叶通道 11（P8）；右上角的
ERP 图像和蓝色 EEG 数据段（epoch）平均轨迹线都未显示增强的神经活动；
下方的 EEG 信号功率谱也未显示存在主导频带

　　下面讨论三对通道的 EEG 信号之间的相干性，包括左前额的两个通道（前额 –
前额），AF3（通道 3）–F7（通道 4）之间的相干性，以及这两个通道分别与参考通
道之间（前额 – 参考）的相干性。这三对通道之间相干性的分析结果表明：在有意
眨眼期间，神经活动随时间的变化极为显著。所有被试的脑活动都表现出高度的局

部同步性，即在大脑皮层前额区域的不同部位之间具有高度的同步性或相干性。单次眨眼的相干性分析是通过基于 FFT 的时频图谱计算的。时频图谱将功率谱的变化表示为关于时间和频率的函数。在时频图谱中，水平维度是各个时间点，垂直维度是各个频率点，还有第三种维度是用颜色编码表示时 – 频点处频谱的幅值强度⊖。

通过分析 5 位被试的 EEG 信号数据集，得到一组 EEG 相干性的分析结果，分别如图 5-11～图5-15 所示。

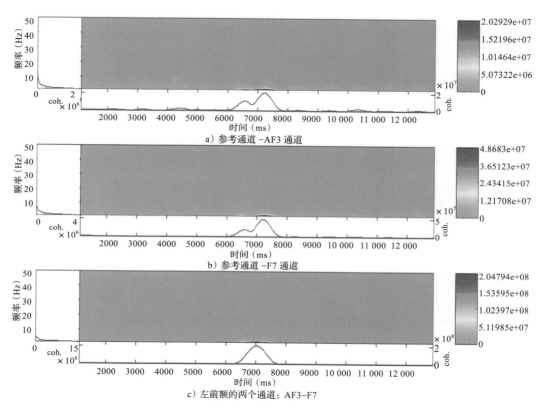

图 5-11　被试 1 单次有意眨眼期间不同电极对之间的相干性。时频图谱中，在约 7000 ms 和 0～5 Hz 处存在功率变化，表明 delta 子频带具有较高相干性；时频图谱左侧的图显示了平均功率谱曲线图；时频图谱下方的绿色相干曲线表明，单次有意眨眼期间的 EEG 活跃度和相干性强度都显著增长

被试 1 的单次有意眨眼相干性的分析结果如图 5-11 所示，包括图 5-11a（AF3–参考）、图 5-11b（F7– 参考）和图 5-11c（AF3–F7）。这些图中的时频图谱描绘了 EEG 信号在每个时间点和频率点处子频带功率平均的事件相关变化。从中可以看出，在约 7000 ms 和 0～5 Hz 处存在功率变化（淡红色表示的变化）。这表明 delta 子频带具有较高的相干性。有意眨眼期间的平均功率谱曲线图（左侧图）也表明这

⊖　关于视频图谱的详细绘制过程见 5.4 节。——译者注

一点。从时频图谱下方绿色的相干曲线可以看出，在有意眨眼期间，EEG 的活跃度有显著增长且有较高的相干性。

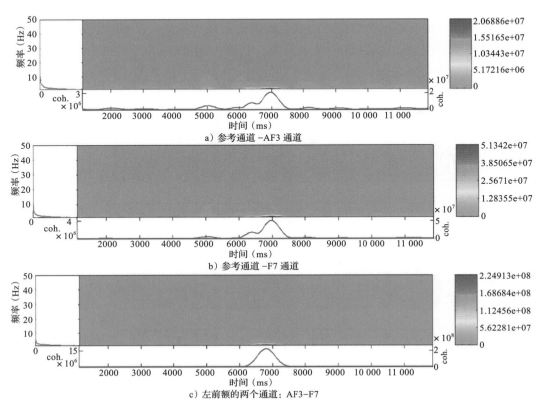

图 5-12　被试 2 单次有意眨眼期间不同电极对之间的相干性。时频图谱中，在约 7000 ms 和 0～5 Hz 处存在功率变化，表明 delta 子频带具有较高相干性；时频图谱左侧的图显示了平均功率谱曲线图；时频图谱下方的绿色相干曲线表明，单次有意眨眼期间的 EEG 活跃度和相干性强度都显著增长

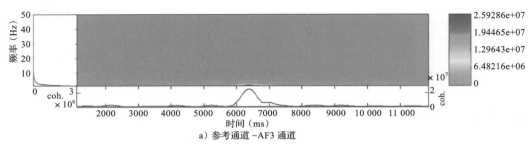

图 5-13　被试 3 单次有意眨眼期间不同电极对之间的相干性。时频图谱中，在约 6500 ms 和 0～5 Hz 处存在功率变化，表明 delta 子频带具有较高相干性；时频图谱左侧的图显示了平均功率谱曲线图；时频图谱下方的绿色相干曲线表明，单次有意眨眼期间的 EEG 活跃度和相干性强度都显著增长

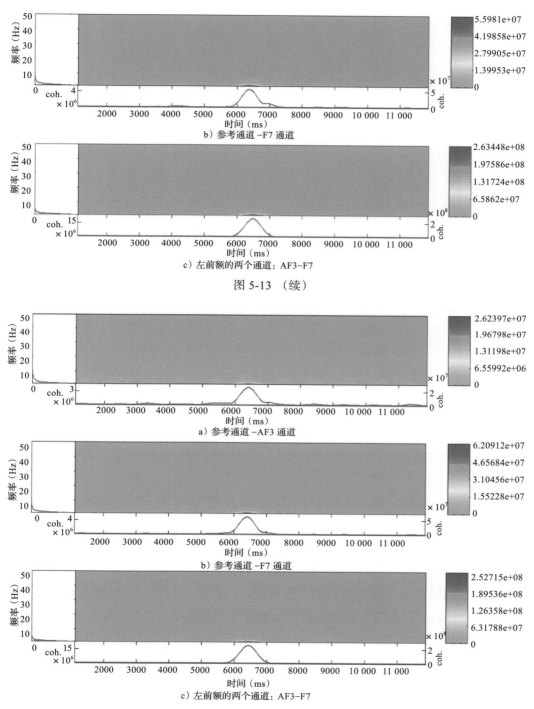

b）参考通道 –F7 通道

c）左前额的两个通道：AF3–F7

图 5-13 （续）

a）参考通道 –AF3 通道

b）参考通道 –F7 通道

c）左前额的两个通道：AF3–F7

图 5-14　被试 4 单次有意眨眼期间不同电极对之间的相干性。时频图谱中，在约 6500 ms 和 0～5 Hz 处存在功率变化，表明 delta 子频带具有较高相干性；时频图谱左侧的图显示了平均功率谱曲线图；时频图谱下方的绿色相干曲线表明，单次有意眨眼期间的 EEG 活跃度和相干性强度都显著增长

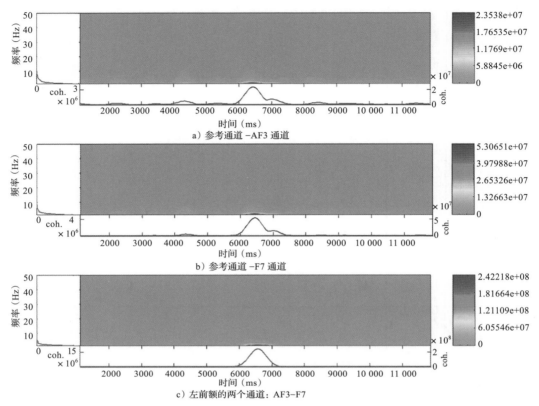

图 5-15　被试 5 单次有意眨眼期间不同电极对之间的相干性。时频图谱中，在约 6500 ms
　　　　　和 0～5 Hz 处存在功率变化，表明 delta 子频带具有较高相干性；时频图谱左
　　　　　侧的图显示了平均功率谱曲线图；时频图谱下方的绿色相干曲线表明，单次
　　　　　有意眨眼期间的 EEG 活跃度和相干性强度都显著增长

　　所有 5 位被试 EEG 相干性的分析结果表明：在有意单次眨眼动作期间，约 6500 ms
或 7000 ms 附近，在左前额通道电极对（AF3-F7）和参考 - 左前额通道电极对（参
考 -AF3 ；参考 -F7），都可以观察到显著增长的相干性。另外，分析结果还表明：
高相干性与某些特定频带的高功率值相关，而且高相干性主要发生在低频带，如左
侧的功率谱曲线所示。对于所有的 5 名被试，这些结果均稳定地呈现出相似的相干
性值和功率谱值，这表明左前额区域在低频带呈现出较高的相互关联性。

　　如前所述，因为延迟时间短，基于 ERP 的脑机接口具有较高的输出率。然而，
ERP 信号的幅值较小，且大多数都被背景神经活动所淹没。相关文献中还指出，为
了确定 ERP 的幅值，EEG 信号的时域分析需要将多次试验的信号进行平均。因此，
为了检测和识别有意单次眨眼动作，本章尝试采用频率域特征（功率谱特征）和空
间域特征（时频图谱特征）相结合的特征集合，即不是仅利用单一类型的特征（时
域：ERP 分析；频域：功率谱幅值分析；空间域：EEG 相干性分析），而是将多种
类型的特征结合，期望能更有效地开发稳定可靠的脑机接口。这种利用多域特征集

的脑机接口称为混合 BCI。不同类型特征集的结合有望能够更有效地产生控制信号，从而增强 BCI 对控制应用的整体有效性。

　　总之，为了开发更加有效的 BCI 控制应用系统，可将左前额通道与单次眨眼相关的 ERP 值、特定 EEG 子频带的功率谱幅值，以及 EEG 相干性值结合起来，组成混合特征集。在执行有意眨眼动作期间，从 ERP 图像中识别的 ERP 幅值增大和 EEG 低频带（delta、theta 和 alpha）功率占主导的现象，可用于产生控制信号，实现基于神经控制的应用。

5.6　本章小结

　　利用所采集 EEG 信号的频谱特征开发脑机接口已呈现显著增长的趋势。为了开发采用高效 BCI 进行设备控制的应用，在频域中处理 EEG 信号的方法显得尤为重要。为了帮助残疾患者恢复正常生活，当前的脑机接口技术正朝着实现更佳的交互性能和更好的控制应用的方向发展。

　　本章介绍了一种在频域中分析与有意眨眼相关的 EEG 信号，从而开发实时 BCI 控制应用的技术框架。详细讨论了如何通过分析所获得的多通道脑信号模式，识别有意眨眼动作的方法。在频域和空间域中分析了无伪迹的多通道 EEG 数据集，以识别与神经状态相关的动作和被激活的大脑皮层区域。为了确定所有通道的 EEG 信号在不同频率点的功率分布，本章对 EEG 信号进行了通道谱分析，发现左前额头皮区域的 EEG 信号在从 delta（2 Hz）到 alpha（9 Hz）之间的频带内具有较高的功率分布。这表明在有意眨眼期间，EEG 的低频带成分处于活跃状态。本章还对左前额叶（AF3 和 F7）、枕叶（O1 和 O2）、顶叶（P7 和 P8）以及颞叶（T7 和 T8）的所有通道的 EEG 数据进行了通道活跃性分析，并绘制了 ERP 图像、平均 ERP 波形和功率谱图像，发现左前额叶显示出由有意眨眼动作引发的 ERP 幅值增长的现象，还发现功率谱幅值在低频带（delta、theta 和 alpha）具有较高的值。然而，从被试 1 的通道活跃性分析结果中可以发现，与左前额叶通道 AF3 和 F7 的情况不同，枕叶、颞叶和顶叶通道的 ERP 幅值和功率谱幅值都没有显著增长。接着，本章进行了空间域分析，以确定通道对之间的相干性。这些通道对或者是左前额叶的一对通道（前额 – 前额）：AF3（通道 3）–F7（通道 4），或者是前额叶通道与参考电极构成的通道对（前额 – 参考）。采用基于 FFT 的时频图谱，获得了单次有意眨眼的 EEG 相干性结果，证实了大脑皮层左前额激活区域具有较高的相干性和同步性，也发现高相干性与 EEG 特定频带的高功率值有关联，即平均功率谱图表明低频带具有较高的功率幅值。

　　上述发现表明，输入的 EEG 数据在时域中的 ERP 幅值变化、在频域中的功率谱幅值变化和在空间域中的相干性分析，有可能用于开发触发器，实现对设备控制的应用。换句话说，在时域、频域和空间域的认知分析结果，可用于开发脑机接口和由神经信号驱动的辅助设备。有意的动作 / 意图可转译为设备的控制信号，驱动体外的辅助设备，帮助失能患者康复。BCI 研究的一个重要方向是改善每个人的生活质量。这里讨论的研究具有潜在的医疗应用价值，因为该研究可以仅使用眨眼相关的神经信号，开发控制设备的人机交互工具，若结合有效的机器学习算法，还可以进一步开发更高效的控制应用工具。

参考文献

Bajaj, V., Pachori, R.B., 2013. Automatic classification of sleep stages based on the time-frequency image of EEG signals. Comput. Methods Prog. Biomed. 112 (3), 320–328. https://doi.org/10.1016/j.cmpb.2013.07.006.

Cabrera, A.F., Nascimento, O.F., Farina, D., Dremstrup, K., 2008. Brain-computer interfacing: how to control computers with thoughts.First International Symposium on Applied Sciences on Biomedical and Communication Technologies, pp. 1–4.

Castanié, F., 2013. Spectral analysis by parametric modeling. In: Digital Spectral Analysis: Parametric, Non-parametric and Advanced Methods. Wiley Online Library, pp. 143–168. https://doi.org/10.1002/9781118601877.

Cho, S.-Y., Vinod, A.P., Cheng, K.W.E., 2009. Towards a brain-computer interface based control for next generation electric wheelchairs. Int. Conf. Power Electron. Syst. Appl., 1–5.

DeBoer, T., Scott, L.S., Nelson, C.A., 2006. Methods of Acquiring and Analyzing Infant EEG and Event-Related Potentials. Psychology Press, London, pp. 5–38.

Delorme, A., Makeig, S., 2004. EEGLAB: an open source toolbox for analysis of single-trial EEG dynamics. J. Neurosci. Methods 134, 9–21.

Dressler, O., Schneider, G., Stockmanns, G., Kochs, E.F., 2004. Awareness and the EEG power spectrum: analysis of frequencies. Br. J. Anaesth. 93 (6), 806–809.

Galán, F., Nuttin, M., Lew, E., Ferrez, P.W., Vanacker, G., Philips, J., Mill'an, J.d.R., 2008. A brain-actuated wheelchair: asynchronous and noninvasive brain-computer interfaces for continuous control of robots. Clin. Neurophysiol. 119, 2159–2169.

Gath, I., Feuerstein, C., Pham, D.T., Rondouin, G., 1992. On the tracking of rapid dynamic changes in seizure EEG. IEEE Trans. Biomed. Eng. 39 (9), 952–958.

Iversen, I.H., Ghanayim, N., Kübler, A., Neumann, N., Birbaumer, N., Kaiser, J., 2008. A brain-computer interface tool to assess cognitive functions in completely paralyzed patients with amyotrophic lateral sclerosis. Clin. Neurophysiol. 119, 2214–2223.

Jatupaiboon, N., Panngum, S., Israsena, P., 2013. Real-time EEG-based happiness detection system. Sci. World J. 2013,618649. 12 pages.

Lecuyer, A., Lotte, F., Reilly, R.B., Leeb, R., Hirose, M., Slater, M., 2008. Brain-computer interfaces virtual reality and videogames: current applications and future trends. IEEE Comput. 41 (10), 66–72.

Lin, J.S., Chen, K.C., Yang, W.C., 2010. In: EEG and eye-blinking signals through a brain-computer interface based control for electric wheelchairs with wireless scheme.2010 4th International Conference on New Trends in Information Science and Service Science (NISS), pp. 731–734.

Mahajan, R., Bansal, D., 2015. Depression diagnosis and management using EEG based affective brain mapping in real time. Int. J. Biomed. Eng. Technol. 18 (2), 115–138.

Mathewson, K.J., Jetha, M.K., Drmic, I.E., Bryson, S.E., Goldberg, J.O., Schmidt, L.A., 2012. Regional EEG alpha power, coherence, and behavioral symptomatology in autism spectrum disorder. Clin. Neurophysiol. 123, 1798–1809.

Ming, D., Fu, L., Chen, L., et al., 2014. Electric wheelchair control system using brain-computer interface based on alpha-wave blocking. Trans. Tianjin Univ. 20 (5), 358–363.https://doi.org/10.1007/s12209-014-2235-5.

Nielsen, K., Cabrera, A., Nascimento, O., 2006. EEG based BCI-towards a better control: brain-computer interface research at Aalborg University. IEEE Trans. Neural Syst. Rehabil. Eng. 14 (2), 202–204.

Palaniappan, R., 2005. Brain computer interface design using band powers extracted during mental tasks. In: 2005 Conference Proceedings, 2nd International IEEE EMBS Conference on Neural Engineering, pp. 321–324.

Pfurtscheller, G., Neuper, C., 2001. Motor imagery and direct brain-computer communication. Proc. IEEE 89 (7), 1123–1134.

Pregenzer, M., Pfurtscheller, G., 1999. Frequency component selection for an EEG-based Brain Computer Interface (BCI). IEEE Trans. Rehabil. Eng. 7, 413–419.

Ricardo Ramos-Aguilar, J., Olvera-López, A., Olmos-Pineda, I., 2017. Analysis of EEG signal processing techniques based on spectrograms. Res. Comput. Sci. 145, 151–162.

Saa, J.F.D., Gutierrez, M.S., 2010. In: EEG signal classification using power spectral features and linear discriminant analysis: a brain computer interface application.Eighth LACCEI Latin American and Caribbean Conference for Engineering and Technology (LACCEI'2010) Innovation and Development for the Americas, June 1–4, Arequipa, Perú. WE1-1–WE1-7.

Sakkalis, V., 2011. Review of advanced techniques for the estimation of brain connectivity measured with EEG/MEG. Comput. Biol. Med. 41 (12), 1110–1117.

Sakkalis, V., Cassar, T., Zervakis, M., et al., 2008. Parametric and nonparametric EEG analysis for the evaluation of EEG activity in young children with controlled epilepsy. Comput. Intell. Neurosci. 2008,462593 15 pages. https://doi.org/10.1155/2008/462593.

Sanei, S., Chambers, J., 2007. EEG Signal Processing. John Wiley & Sons, p. 55.

Stein, A., Rappelsberger, P., Sarnthein, J., Petsche, H., 1999. Synchronization between temporal and parietal cortex during multimodal object processing in man. Cereb. Cortex 9, 137–150.

Tanaka, K., Matsunaga, K., Wang, H.O., 2005. Electroencephalogram-based control of an electric wheelchair. IEEE Trans. Robotics 21 (4), 762–766.

Tarvainen, M.P., Hiltunen, J.K., Ranta-Aho, P.O., Karjalainen, P.A., 2004. Estimation of nonstationary EEG with Kalman smoother approach: an application to event-related synchronization (ERS). IEEE Trans. Biomed. Eng. 51 (3), 516–524.

Teplan, M., 2002. Fundamentals of EEG measurement. Meas. Sci. Rev. 2, 1–11.

Tuncel, D., Dizibuyuk, A., Kiymik, M.K., 2010. Time frequency based coherence analysis between EEG and EMG activities in fatigue duration. J. Med. Syst. 34 (2), 131–138.

Unde, S., Shriram, R., 2014. Coherence analysis of EEG signal using power spectral density. In: 2014 Fourth International Conference on Communication Systems and Network Technologies (CSNT), pp. 871–874.

Wolpaw, J.R., McFarland, D.J., Vaughan, T.M., 2000. Brain-computer interface research at the Wadsworth center. IEEE Trans. Rehabil. Eng. 8, 222–226.

Wolpaw, J.R., Birbaumer, N., McFarland, D.J., Pfurtscheller, G., Vaughan, T.M., 2002. Brain-computer interfaces for communication and control. Clin. Neurophysiol. 113 (6), 767–791.

Yamanaka, K., Yamamoto, Y., 2010. Single-trial EEG power and phase dynamics associated with voluntary response inhibition. J. Cogn. Neurosci. 22 (4), 714–727.

拓展阅读

Bansal, D., Mahajan, R., Singh, S., Rathee, D., Roy, S., 2014. Real time acquisition and analysis of neural response for rehabilitative control. Int. J. Electr. Robot. Electron. Commun. Eng. 8 (5), 697–701.

基于 EEG 的 BCI：控制应用

6.1 引言

著名的作曲家和钢琴家贝多芬，在不到 30 岁时开始逐渐丧失听力。尽管音乐家们认为，近乎耳聋使得贝多芬成为更具创造力和影响力的作曲家。然而，由于失去听觉，贝多芬不再举办音乐会，也不再出现在公众场合。这不禁让人想到，如果那个年代有脑机接口，那么贝多芬就能以更好的方式与世人交流其音乐作品。

脑机接口的一个重要研究方向就是改善每个人的生活质量。残疾人，甚至健康人，正受益于脑机接口的研究。脑机接口技术的进展使得人们可以采用有效且低延迟的方式，识别脑电信号中自主产生的变化。换而言之，这类 BCI 系统可让用户借助外部刺激调制大脑信号，而调制后的大脑信号可进一步在应用系统中充当控制触发器。脑机接口还常用于用户的认知监测，并通过实时神经反馈改善用户的生活。

Mike Richardson 于 2007 年发表的文章"Hold that Thought"讲述了如何通过 BCI 检测的神经信号帮助残疾人控制周围环境。该文章指出，Ambient 的共同创立者和首席执行官 Michael Calllahan 致力于创造一种原型辅助设备，用于帮助患有肌萎缩侧索硬化症、脑瘫或脊髓受损的人实现与他人或环境的交流或互动。该设备的名称是 Audeo。Audeo 可以将残疾人的想法转换为言语，进而利用美国国家仪器公司（NI）开发的 LabVIEW 应用软件，实现通过言语控制电动轮椅。一位从未说过话的年长者使用 Audeo，终于向世人"说"出了"Yes"。洋溢于他脸上的幸福神情正是 BCI 研究者所期待的。一个开展 BCI 研究的组织"剑桥顾问"（Cambridge Consultants）的代表 Mark Manasas 介绍说，他们的研究团队已经成功将复杂、昂贵且仅限于研究的 BCI 应用，转化为有望在日常家居环境中使用的廉价小巧设备。该设备的图形用户界面是一个由若干个图标组成的阵列，能引导用户轻松操作。可以想象的是，一个能让人们"看见"闭锁综合征患者"正在想什么"的 BCI 应用，将会给整个人类带来巨大的变化。这一点，从霍金教授的案例中已经可以初见端倪。

研究者已经开发出一些人形机器人，以帮助人类完成一些特定的任务，例如，在人们难以到达或充满危险的地方，执行需要实时完成的任务。如今，研究者对利用神经科学的人形机器人越来越感兴趣，已经出现了一些利用 BCI 控制人形机器人的示例（Bryan 等，2011；Bell 等，2008；Chae 等，2011；Millan 等，2004）。通常，控制人形机器人需要利用操纵杆、识别说话人，以及视觉响应等技术恰当地控制机器人的多个自由度。作为一种替代方法，可以用 BCI 操控机器人，然而，这种方法使用不方便，而且效率不高。基于 EEG 信号的 BCI 由于采用的是低信噪比信号，这些缺陷尤为明显，仅能提供窄带宽的控制。为了解决此难题，Bryan 等（Bryan 等，2011）提出了一种解决方案。该方案采用具有自适应能力的层级 BCI（Hierarchical BCI，HBCI），早期仅应用于导航任务。HBCI 的基本原理是：首先训练用户掌握产生低级控制命令的技能，之后将低级命令转化为高级命令，如此 HBCI 就可以根据具体的状态空间，产生相应的复合命令，实现对人形机器人的控制。该 HBCI 的层级架构遵循模块化的概念，详情如下所示：

- 采用稳态视觉诱发电位（SSVEP）构建 BCI。用户的视觉刺激由多个 LED 产生。LED 可以产生较多种类的闪烁频率，因而可以实现较大自由度的控制。

- 在 Bryan 等开发的应用中，EEG 信号通过两个金质电极采集。其中，一个电极位于前额 FPz 处，另一个电极位于头颅后部的中央位置 Oz 处。EEG 采集设备使用的是奥地利 Guger Technologies 公司的 gUSBamp。

- 训练的人形机器人是 Willow Garage PR2。机器人的任务是用机械臂将牛奶倒入碗中。

- 采用快速傅里叶变换估计 EEG 信号的功率谱，进而确定 EEG 信号的频率范围。选择具有最高平均功率的频率，向人形机器人和主控菜单发送命令。

- 主控菜单充当用户与机器人之间的接口。在训练阶段，主控菜单也帮助用户获得新的高层控制技能。主控菜单的初始命令有三个：训练、导航和回退。

- 借助 HBCI 的层级架构，用户可以学会控制机械臂移动、旋转和抓取。这些高层控制技能的学习由低层原始命令的学习序列构成。

- 低层命令的训练采用 Quigley 等（Quigley 等，2009）公布的开源软件 ROS（Robot Operating System）中的工具。

- 机器人的头部安装一个摄像机，用于持续不断地提供视觉刺激。

- 由于减少了执行任务所需的命令，HBCI 使得用户的认知负荷大为降低，从而提高了应用系统的效能。

另一个值得提及的是 2011 年由 IEEE 计算机学会在 *IEEE Intelligent Systems* 期刊上发表的论文中所公开的项目。在该项目中，一个由大脑控制的轮椅在一幢建筑内安全而高效地行驶。它通过 EEG 信号的 P300 特征识别大脑的控制意图。该论文的作者 Rebsamen 等人创建了一个室内脑控轮椅导航的原型系统，采用基于 P300 的控制策略，使得用户可在菜单中自由选择目的地。轮椅用户可以轻易地沿着事先规划的目标路径安全行驶。行驶路径是针对特定环境利用软件确定的，因此本质上是动态的，也是可修改的。实际使用时，上下文依赖型的控制菜单对应某个楼层或特定楼层的某个位置，并向轮椅用户随机闪烁，与此同时，基于 P300 的 BCI 系统识别用户的意图。为了确保尽可能无差错地选择目的地，必须重视的关键参数包括错误率、响应时间和错误接受率。一种权衡参数的方法是，针对特定的应用，设定每个参数相应的最优阈值。

实现该项目的详情如下所述：

- 采用 Neuroscan 公司生产的具有 40 个通道的 EEG 采集设备。该设备不仅质量高，而且价格合理。
- 原型系统采用 Yamaha 公司的 JW-1 轮椅。
- 全局定位采用商场中读取价格条码的条形码扫描器 Symbol M2004 Cyclone。
- 两个光学旋转编码器粘贴在滑轮上，用于测距。
- 程序用 C 语言编写，运行在 Ubuntu Linux 6.06 平台上。为了实现实时应用，程序调用 3.3 版本的实时（Real Time，RT）应用接口。

该系统的用户体验非常好，也容易实现实时应用。一方面，该系统采用一些简单的工具设计了导航地图，而且仅需用户提供少量的输入和注意力。另一方面，由于该系统可以预测导航路径，能使用户在移动过程中处于非常放松的状态。

当今世界正经历"信息爆炸"[注]，大量时空数据被获取和存储，从中提取相关信息并做出决策显得越来越困难。然而，人类未来的发展却依赖于这样的信息和决策。因此，开发新技术解决这类问题势在必行。目前，机器还无法超越人类感知信息和进行推理的能力，因此，研究者开始探索结合人类视觉和计算机视觉的基于 EEG 信号的 BCI 系统，用于理解大型图像或视频数据库。这样的 BCI 被称作皮层耦合计算机视觉（Cortically Coupled Computer Vision，C3-Vision）。它同时利用了人和计算机的能力，并利用神经信号传达用户的意图或认知状态（Pohlmeyer 等，2011；Gerson 等，2006）。

一个 BCI 应用系统应当能实时运行，并且应该能灵活地适应特定用户的需求。2010 年，在一本书中有 Delorme 等写的一章，标题为"MATLAB-Based Tools for BCI Research"，其中描述了 BCI 软件开发环境的基本要求。设计的灵活性，以及计算和性能的有效性是 BCI 系统非常关键的指标。BCI 研究者通常来自不同的领域，如心理学、医学、数学、理学、工学、信号处理学等。因此，软件开发环境必须能方便各类用户。在控制应用中，一个 BCI 系统如果需要实时采集 EEG 信号，那么在开发系统时就必须认真考虑数据流、在线数据处理和反馈机制（Delorme 等，

2010）。在大多数情况下，采集设备与处理软件之间的 EEG 数据流通过调用动态链接库（dynamically linked library）文件（.dll）实现。例如，在 MATLAB 中，使用 Realtime Workshop，可以调用 .dll 子程序建立接口。MATLAB 也允许使用 TCP/IP 协议和"仪表控制工具箱"（Instrument Control Toolbox）构建网络数据流。当系统中存在需要重复计算的任务时，为了避免实时数据采集过程出现延迟，数据流还应当使用缓存。BCI 系统的在线数据处理过程包括：信号处理、特征提取和分类。在分类的基础上，可以生成神经反馈和实现控制应用。

　　一些因素在很大程度上影响着 BCI 系统的最佳使用性能。这些因素主要包括：特定的输入方法、显示范式和控制界面。控制界面向用户提供需要完成的思维任务的提示，也可更新系统的反馈信息，还可呈现用户的神经响应信号。此外，控制界面还将分类算法产生的连贯输出转译为用于控制设备的控制信号。

　　为了控制设备，BCI 用户需要执行某些"控制任务"。这些"控制任务"实际上是一些与脑活动相关的任务，目的是在神经响应中产生由用户自主控制的变化模式。这样的"控制任务"包括视觉或身体的运动、实体识别、集中注意力、哼唱或计数、冥想等，大致可分为外源性范式和内源性范式两类。

　　外源性范式，也称诱发范式，要求用户集中注意力于一些刺激选项上，而这些刺激选项会令用户的大脑产生某种 BCI 系统可以捕捉到的、预期的神经响应模式。一个典型的例子是，当用户看到或听到某种刺激时，大约 300 ms，在大脑顶部区域会激发 P300 信号。

　　内源性范式，也称自发范式，要求用户执行一些思维任务，如运动想象、冥想、计数等，而这些思维任务会在神经响应中产生微妙的变化。典型的应用是利用慢皮层电位、mu 节律响应或想象手部运动等内源性输入，实现目标选择，如选定光标要到达的位置。在通过内源性控制界面引导用户产生神经响应的过程中，生物反馈起着至关重要的作用（Jackson 和 Mappus，2010）。

　　BCI 产生的控制输出可应用于许多方面，既可用于替代、恢复或增强人的功能，也可增补大脑原本的输出信号，从而改变人与身体内外环境之间的互动方式。例如：BCI 的输出可以替代受损的说话功能，帮助患者拼写出单词，甚至通过语音合成器实现说话功能；通过在瘫痪肢体内植入提供刺激的电极，BCI 可以让由于脊髓受损而不能活动的肢体恢复功能；将 BCI 的输出作为刺激去控制负责排尿的神经，可以使由于多发性硬化症（multiple sclerosis）⊖导致膀胱失控的功能得以恢复；利用 BCI 还可以增强注意力，避免发生事故；借助 BCI 输出的控制功能，原本的中枢神经系统可以得到

　　⊖　多发性硬化症是一种神经系统疾病。——译者注

增补或改善，如控制机械臂完成一些特定的任务（He 等，n.d.[一]；Springer，2013）。

本章接下来的几节将阐释使用 BCI 设计的一些有趣的控制应用。6.2 节将详细剖析采用 MATLAB 开发的基于眨眼的 BCI 控制应用。6.3 节将介绍迄今研究者开发的各种 BCI 控制应用。

6.2   基于眨眼的 BCI 控制应用开发详解

迄今，医用机器人在医疗领域已有多方面的应用，涉及手术、假肢、矫正、脑机接口等。脑控技术研究已不再局限于医疗领域，而是同时关注健康人的日常生活需求。尽管研究者采用了多种脑信号构建 BCI，但是大多数脑控技术研究还是采用 EEG 信号。

在本节中，与有意眨眼相关的脑活动被用作触发器，实现控制应用。在用户做有意动作（眨眼）时，相关的脑活动信号通过具有 14 个通道的 EEG 信号采集设备 Emotiv 脑电帽采集。采集到的 EEG 信号被导入 MATLAB 中，通过工具箱 EEGLAB v13.0.1d 进行分析。

首先，对采集到的 EEG 信号进行预处理。然后，用 ICA 识别出与单次眨眼动作相关且具有最大独立性（在空间域和时间域）的 EEG 成分。在 Emotiv 的 AF3 通道对应的左前额区域，可以观察到显著的与眨眼相关的脑信号模式：被试放松状态时处于常态的电位，在被试眨眼时出现了明显的增长[二]。

接着，对与单次眨眼相关的多通道 EEG 数据集进行分析。通过事件相关电位（ERP）分析，以及不同延迟时刻的脑地形图分析，可以发现在眨眼期间前额头皮区域呈现最强的电位分布。根据频谱图分析，可知执行眨眼动作期间哪些 EEG 信号子频带起主导作用（详见第 4 章和第 5 章）。捕捉到有意眨眼引发的 ERP 变化后，即可将其作为控制信号，用于设计神经控制应用的算法和技术框架。例如，从 MATLAB 工作空间中识别出的 ERP 变化被转译为控制命令后，可以播放 MATLAB 中自带的音频文件 handle.mat，或控制 LED 灯的亮度。利用基于 BCI 的控制应用，有望为运动功能障碍患者的康复开发出能提供实时辅助的设备。

图 6-1 显示了面向控制应用的 BCI 系统的各个功能模块。该系统利用 Emotiv 脑电帽实时采集有意单次眨眼产生的 EEG 信号，然后从中识别有意单次眨眼动作，并将识别结果用于控制应用。Emotiv 采集的 EEG 数据通过蓝牙技术无线传输到计算机。计算机采用 MATLAB 进行信号处理，从 EEG 数据中识别有意眨眼信息。控制算法则根据有意眨眼引发的 ERP 增长变化，触发控制命令。

10 位健康被试（7 名女性和 3 名男性，年龄在 14～18 岁之间）参与了 EEG 信

   ⊖ n.d. 即 no date，指未注明日期。——译者注

   ⊜ 为了使译文更符合中文读者的习惯，本段译文的顺序与原文的顺序不同。——译者注

号采集实验和 EEG 信号数据库的构建。这些被试在实验前没有接受过药物治疗，在实验前签署了知情书，并知晓实验内容和所采集的神经信号类型。

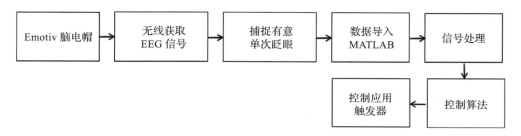

图 6-1   通过 EEG 信号捕捉神经活动实现基于眨眼的控制应用的功能模块图

实验过程中，每位被试头戴 Emotiv 脑电帽，坐在特定的无干扰房间内。实验刚开始时有一段时间让被试放松下来，然后提示被试做一次有意的眨眼动作。每位被试采集了 5 次 EEG 信号，即共采集了 10 位被试的 50 次 EEG 数据。在被试有意眨眼时，Emotiv 的头皮电极以 128 Hz 的采样频率采集 EEG 数据。这些电极包括额叶电极（AF3、AF4、F7、F8、F3、F4、FC5 和 FC6）、颞叶电极（T7 和 T8）、顶叶电极（P7 和 P8）和枕叶电极（O1 和 O2）。Emotiv 脑电帽采集到的 EEG 数据以无线方式传输到计算机的接收程序，并以 .edf 格式的文件形式进行存储，然后通过计算机安装的 EMOTIV test bench 软件显示出来。使用 EMOTIV test bench 软件，可以非常方便地实时观察和分析 EEG 信号。

实验使用 MATLAB 2016b 和基于 MATLAB 的独立应用软件 EEGLAB v13.2.2b，对采集的 EEG 数据进行预处理以及时域和频域分析。首先通过 EMOTIV test bench 软件，将与眨眼相关的 EEG 数据集导入 EEGLAB，并存入 MATLAB 工作空间。由于采集到的 EEG 信号与特定事件的发生时刻具有锁时关系，因此，可从由头皮电极采集的连续 EEG 数据中，分析并提取与事件相关的数据段（epoch）。研究发现，在 Emotiv 脑电帽的左前额通道（AF3 和 F7）和右前额通道（AF4 和 F8），可明显观察到与有意单次眨眼相关的大脑响应，如图 6-2 所示。

本章将所开发的基于眨眼数据的 BCI 用作触发器，实现两种控制应用。第一个应用是触发运行在 MATLAB 环境中的软件，让其输出一段音乐（Bansal 等，2014）。第二个应用是借助 Arduino Uno 接口，实现对硬件的控制。以下的几个小节将介绍这些应用的详细情况。

6.2.1　使用 MATLAB 软件的控制触发器

图 6-3 是实现控制应用的流程图。该流程图呈现了在 MATLAB 开发环境中，使用有意单次眨眼的 EEG 数据，触发外部设备，实现控制应用的整个流程。首先，将

采集并存储的与有意眨眼相关的 EEG 数据导入 MATLAB 环境，存放于 MATLAB
的一个变量中，以便后续分析。然后，计算该变量的绝对值 / 最大值的比值，对
EEG 信号进行规范化处理[⊖]。接着，EEG 信号经过带通滤波后计算出均值，以确定
ERP 阈值。最后，将 EEG 信号每个取样时刻点的值[⊜]与设定的 ERP 阈值进行比较，
如果某一点处的信号幅值大于设定的 ERP 阈值，则将此次眨眼当作基于软件的触
发器，以控制某种应用。在此特例中，控制应用是将音频文件 handle.mat 加载到
MATLAB 中进行播放。依此方法，利用从用户 EEG 数据中捕捉到的单次眨眼信息，
就可以开发出能够控制软件进行音乐播放的 BCI。

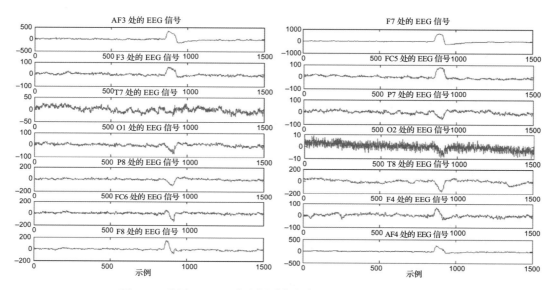

图 6-2　采用 Emotiv 脑电帽采集的与眨眼相关的 EEG 信号

6.2.2　用于控制应用的 Arduino Uno 硬件接口

目前，已有少量的关于利用基于眨眼的 EEG 信号触发设备控制的文献。若要进
一步研究，则有必要探索如何以 Arduino 控制板为接口单元，根据采集的神经信号，
实现特定的控制应用。图 6-4 是带 Arduino Uno 硬件接口的 BCI 功能模块图。其大
致的过程是：首先，用 Emotiv 脑电帽采集与单次眨眼相关的 EEG 信号；然后，将
采集到的 EEG 数据导入 MATLAB 工作空间中，进行信号处理和分析，以捕捉 EEG
信号中不易察觉的变化情况；接着，将通过分析提取的 EEG 信号的特征集转译为可
操作的控制命令，并发送给作为控制接口的微控制器（Arduino Uno）；最后，利用微
控制器的输出，实现特定的控制应用。

　　⊖　读者可参看图 6-3，"对 EEG 信号进行规范化处理"是译者所加。——译者注
　　⊜　这里指的是绝对值。——译者注

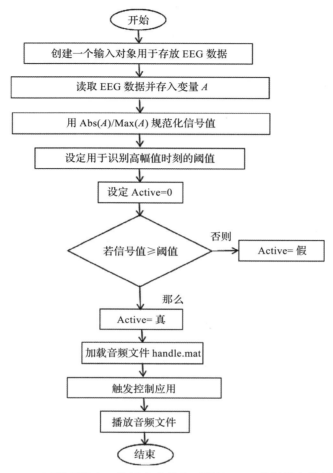

图 6-3 在 MATLAB 开发环境中，使用有意单次眨眼的 EEG 数据触发控制应用的流程图

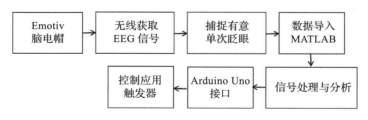

图 6-4 采用 BCI 和 Arduino 硬件控制接口的功能模块图

这里，对图 6-2 所示的左前额头皮电极 AF3 处采集的 EEG 信号进行分析和编码，以开发用于控制 LED 灯的应用。该控制应用通过 LED 灯与 Arduino 控制板之间的接口实现，即将 MATLAB 空间中识别出的 ERP 出现高幅值变化的情况转译为控制命令，然后通过 Arduino 去控制接口设备（这里是 LED 灯）。基本步骤是：首先，计算 AF3 处 EEG 信号的均值；然后，将 EEG 信号的所有值减去均值，得到基线校正后的 EEG 信号；接着，计算 EEG 信号的阈值（T）；最后，将阈值与每段 EEG 信

号的峰值（ERP_{peak}）进行比较，若 $ERP_{peak} > T$，则 Arduino Uno 控制板上的 D11 引脚会接收到输入信号"high"，从而将接口上的 LED 灯点亮。整个过程如图 6-5 所示。

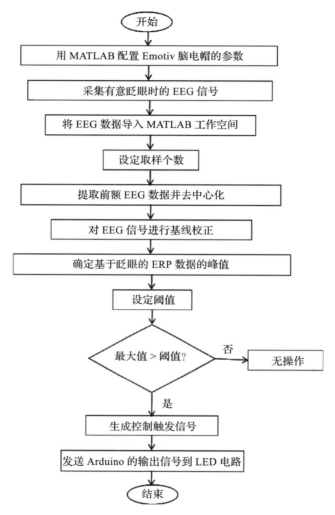

图 6-5   利用眨眼产生的 EEG 信号，通过 Arduino 控制板控制 LED 的流程图

首先，安装 Arduino Uno 的支持软件包，将 MATLAB 和 Simulink 2016a 与 Arduino 控制板建立连接。然后，使用设备管理器创建一个通信端口。接着，在 MATLAB 中创建一个对象"a"。该对象通过 5 号通信端口配置 Arduino。通信建立后，如果 ERP 的峰值超过设定的阈值，则 Arduino 控制板的 D11 引脚会接收到一个"high"信号。这个信号将点亮 LED 灯，因为 LED 灯的阴极接地，而阳极连着 D11 引脚。上述过程使用的主要 MATLAB 命令如下：

```
a = Arduino('com5', 'uno');
writeDigitalPin(a, 'D11', 1);
```

为了使该模型能独立地用于其他的控制应用，可以建立 Arduino Uno 与 Simulink 之间的接口。首先，使用 Simulink Source 库的 Simin 模块，从 MATLAB 工作空间中导入与有意眨眼相关的神经响应信号；然后，利用 Arduino 数字输出模块，将 Simin 模块的输出与 Arduino Uno 控制板建立连接。这样就建立了整个模型各个模块之间的互联。从控制板的 D11 引脚，可获得 Simulink 模型的输出。图 6-6 展示了 Arduino 控制板与 MATLAB 和 Simulink 环境之间建立连接的流程。

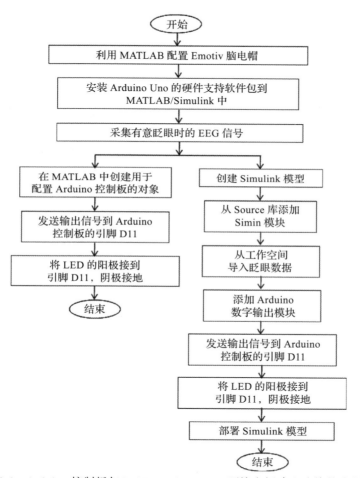

图 6-6　Arduino 控制板与 MATLAB/Simulink 环境之间建立连接的流程图

整个过程如下所述：首先，采集被试在放松状态下的 EEG 信号，并绘制如图 6-7a 所示的 EEG 信号图；然后，让被试做一次眨眼动作，相应的 EEG 信号如图 6-7b 所示，为了便于理解，图中用红圈标识出了 ERP 幅值增长的部分；接着，将 ERP 峰值与计算出的阈值进行比较，当 800～1000 之间的样本点的 ERP 幅值（参见图 6-7b）比阈值大时，触发一个控制输出信号 "high"，并通过端口 com 5 传到控制板的 D11 引脚；最后，通过集成在 Arduino Uno 控制板上的 LED 灯的点亮指示信号 "high" 的传递与接收。

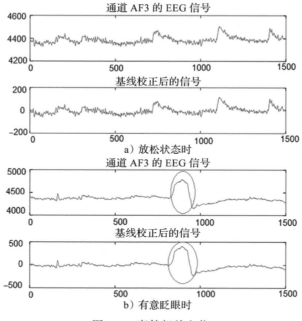

图 6-7　事件相关电位

LED 灯一旦接收到信号"high",就会点亮,如图 6-8 所示。一旦 MATLAB 中开发的信号处理算法通过 LED 灯点亮得到验证,即可通过引入 Simin 模块,将工作空间的数据导入 Simulink,从而在 Simulink 中建立起一个交互模型。该模型所产生的输出信号会被传输到 Arduino 输出模块的 D11 引脚。设计好的模型最终部署到 Arduino 控制板上,即可建立一个可独立运行的应用系统。

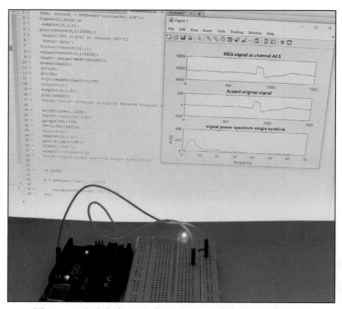

图 6-8　通过有意眨眼产生的 EEG 数据控制 LED 灯

6.3 采用基于 EEG 的 BCI 可能构建的其他控制应用

当前，人类正以各种可谓神奇的方式开发和利用大脑的功能。随着计算技术的飞速发展，BCI 系统已能实时解决人们的一些复杂需求。2.7 节简要介绍了 BCI 在各种医疗和非医疗方面的应用。在医疗方面，对于闭锁症患者、完全闭锁症患者，甚至健康人，从预防、诊疗到康复的各个阶段，BCI 都有积极的意义（Berger 等，2008；Neuper 等，2003）。其他需要大脑与周围系统互动的实际应用领域包括：神经工程学、智能家居、神经营销学、广告、教育、游戏、娱乐、安保、身份认证、国防、航天等（Abdulkader 等，2015；Mak 和 Wolpaw，2009）。Luzheng（Luzheng 等，2013）总结了基于 EEG 的 BCI 控制移动机器人帮助残障人士在日常生活中自主活动的各种可能。一个明显的趋势是，BCI 技术正快速从实验室环境进入人们的日常生活。

在各种利用脑信号实现控制应用的方式中，基于 EEG 信号的 BCI 是最常用的，而且已经利用各种软件平台开发出了大量的应用。下面的几小节将详细讨论用 MATLAB/Simulink 和 LabVIEW 环境开发的各种应用原型。

6.3.1 利用 LabVIEW 的 BCI 控制应用

LabVIEW 是美国国家仪器公司的产品，它提供了一种图形化的编程环境，包含模块图（Block Diagram，BD）、前面板（Front Panel，FP）和一些称为虚拟仪器（Virtual Instrument，VI）的程序。在 BD 窗口中，用户能非常容易地以图形化的方式生成代码。在 FP 中，用户能非常方便地与虚拟仪器互动（www.ni.com/NI_LabVIEW/）。在 LabVIEW 中编程的模式与用 C 语言编程的模式不同。C 语言编程是基于文本编写的，而且遵循控制流执行协议。然而，在 LabVIEW 中编程遵循的是数据流执行模型，从而有助于可视化地呈现开发过程的各个环节，包括整合不同厂商的硬件、数据测量、数据分析、系统调试、接口控制等。LabVIEW 编程比许多其他语言编程简单得多，因为它使用 G 编程语言[⊖]，采用快速且自动化的方式开发程序。预定义的 FP 控件通过简单的拖动和连线便可使用，因而能快速构建图形用户界面。使用 Eric Beutlich 开发的工具箱 LabVIEW Emotiv Toolkit，可以方便地整合 LabVIEW 和 Emotiv 脑电帽，而且能将原始 EEG 数据保存为 .csv 文件。

在 2005 年，美国伊利诺伊大学的工程专业研究生 Michael Callahan 和他的队友 Thomas Coleman 在脑机接口领域作出了一项杰出的贡献，利用 LabVIEW 开发出一个设备 Audeo，可将思想转化为言语或命令，进而实现对轮椅的控制（Callahan，

⊖　G 语言也称为图形化编程语言。LabVIEW 是开发得比较早的一种 G 语言，还有其他的 G 语言，比如 Agilent 的 VEE 等。——译者注

2013）。这项利用 LabVIEW 的发明有望为神经功能障碍患者，如 ALS/Lou Gherig's 疾病患者、脊髓受损患者等，提供很大的帮助。ALS 患者尽管还能运动嘴部肌肉，但是不能充分调动肺部功能发出可让人听清楚的言语。但 Coleman 认为，由于言语源自大脑，故可通过阐释大脑的言语信号，生成言语。这正是 Coleman 开发 Audeo 的动机。Audeo 从一个置于被试颈部的传感器采集神经信号，并从中解析出控制声带的脑信号。该脑信号传输至计算机。计算机通过信号处理算法，去除脑信号中的噪声信号，并通过基于 LabVIEW 设计的算法，产生控制轮椅导航的命令。按照这种方法，就可以让无法说话或走动的人，通过思想来控制轮椅，实现与环境的交流。Callahan 及其团队正持续不断地改进该系统。在他们看来，LabVIEW 是一个能简化开发过程的图形化编程环境，并且有助于促进创新发明。

目前，已有一些在 LabVIEW 环境中开发的开源 BCI 平台，例如 OpenBCI（http://openbci.com）和 MuLES（MuSAE Lab EEG Server，http://github.com/MuSAELab/MuLES）。这些开源 BCI 平台提供了丰富的生物信号获取与分析工具，而且价格适中。这为帮助世界各地的 BCI 研究者和业余爱好者理解 BCI 和开发各种 BCI 应用，提供了简单易用的架构。OpenBCI 有两种硬件板，可分别用于 8 位（基于 ATmega328P）和 32 位（基于 PIC32MX250F128B）的应用设计。开发者可利用在 LabVIEW 环境中开发的 OpenBCI 通信协议，实现对 OpenBCI 硬件板的读写操作。MuLES 具有用户友好型的 GUI，能兼容市面上的各类 EEG 采集设备，因而可用于快速构建应用原型，而且可以灵活变更设备（Cassani 等，2015）。MuLES 还支持与其他软件之间的数据流，只要这些软件是用支持 TCP/IP 网络协议的语言编写的。使用 MuLES_installer.zip 即可轻松安装 MuLES。卡内基·梅隆大学的 John W. Kelly 及其研究团队开发了基于 LabVIEW 的模型框架 Craniux，用于实时分析和处理脑信号，并可将脑信号转为控制信号。Craniux 框架采用 LabVIEW 开发环境，可让研究人员快速开发出可视化的神经数据和实现控制的算法，而不必过多考虑 BCI 开发的基础细节问题。Craniux 框架的特点曾在期刊 *Computational Intelligence and Neuroscience* 中介绍过，而且以开源的方式提供给大家，可以帮助初学者理解 LabVIEW 工具，以及将 LabVIEW 与 BCI 采集设备集成在一起。

此外，NeuroSky 公司开发了一款与 LabVIEW 兼容的 EEG 采集设备，并致力于开发用户友好、经济适用的无线 EEG 采集设备，采用的是带有干电极、可快速采集 EEG 数据的传感设备 ThinkGear chip。2011 年，Andy K. 撰文介绍了驱动模块 LabVIEW-NeuroSky Driver，并于 2017 年发表了修订稿。LabVIEW-NeuroSky Driver 使得采集生物信号和实现其他相关功能非常方便。它提供了一个动态链接库，该动态链接库是采用 C 语言编写的函数集，可将脑电帽与虚拟 COM 端口连接起来。LabVIEW-NeuroSky Driver 还提供了数据采集的基本示例和一些高级功能示例。安装 LabVIEW-NeuroSky Driver 需要 LabVIEW 2010 或更高版本，还需要 JKI 开发的 VI Package Manager，以及脑电帽附带的 NeuroSky 驱动程序。MindWave 脑电帽是带有 LabVIEW-NeuroSky Driver 且经过测试的唯一硬件，它是多年来 EEG 生物传感技术研究的成果，而且操作简单、价格适中、穿戴方便，是一款可将科幻变为现实的设备。

NeuroSky 公司的 MindWave 仅有一个通道，可以非常容易地感知到用户的脑信号。它采用的 EEG 生物传感技术可为健康、教育、研究等方面的各种控制应用提供清晰的输入信号。NeuroSky MindWave 仅用单个芯片精确地采集并分析脑信号，属于高性能的生理信号采集与分析解决方案。3.2.2.5 节详细介绍了其主要特点。

接下来的几个小节将介绍一些用 LabVIEW 开发的控制应用。

6.3.1.1　利用 LabVIEW 设计基于 EEG 控制的义手

BCI 和机器人领域的新进展改善了健康护理工作，尤其是提高了严重运动功能障碍患者的自理能力。2017 年，Mohamad Amlie Abu Kasim 等使用 LabVIEW，设计了一个利用 EEG 信号所含的伪迹数据进行控制的低成本义手，可让截肢者以简单有效的方式完成日常任务。图 6-9 是该系统的工作流程示意图，其要点详述如下：

- 使用 Emotiv 脑电帽实时采集 EEG 数据。
- 通过蓝牙协议无线传输 EEG 数据。
- 利用开源软件 MuSAE Lab 减少信号处理的复杂性和时间。
- 被试通过 LabVIEW GUI 训练如何使用义手。训练结束后，就不再需要 GUI 了。
- 利用 LabVIEW 中创建的 VI 连上 Arduino UNO 控制板。
- 截肢者使用的假肢设备是 MechaTE 机器人左手。该义手用经过阳极化处理的航空铝材制作，具有 14 个关节和 5 个自由度，通过脉冲宽度调制（Pulse Width Modulation，PWM）伺服控制器进行控制。

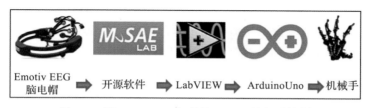

图 6-9　用 LabVIEW 实现基于 BCI 的义手控制

6.3.1.2　利用 LabVIEW 设计基于 EEG 的眨眼控制机器人

Vjvarada 使用 LabVIEW 开发了一个项目 Master Mind（Vjvarada，2012），综合运用有意眨眼数据、先进信号处理算法从 EEG 信号中提取的注意力水平信息、神经反馈系统等，实现对机器人的控制。

该项目使用的脑机接口设备包括 NeuroSky MindWave 脑电帽（带一个耳夹式参考电极）和一个带有若干个 EEG 干电极的传感器臂。一个传感器置于左眉毛上部的 FP1 位置，能评估同时发生的不同思维状态，获得高自由度。将传感器靠近眼部有助于采集眼部区域的肌肉运动 EOG，从而获得更好的眨眼数据。采集到的数据通过蓝牙通信协议以序列的方式发送给计算机。设备驱动程序 Think Gear Communications Driver（TGCD）负责脑电帽与计算机之间的通信，即确保脑电帽中嵌入的 EEG 采集专用集成电路（Application-Specific Integrated Circuit，ASIC）与计算机上的 LabVIEW 软件之间的通信。图 6-10 中的模块图表示了该项目执行的流程，包括数据采集、信号分析和控制过程。

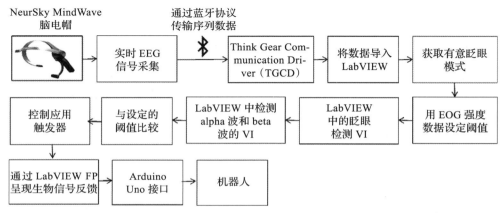

图 6-10　在 LabVIEW 环境中开发基于 EEG 的眨眼控制机器人的功能模块图

详细的工作流程如下所述：

- 使用 NeurSky MindWave 脑电帽实时采集 EEG 数据。
- 通过蓝牙协议和 COM 端口传输序列数据。
- 利用 TGCD 建立 LabVIEW 和硬件之间的连接。
- 从 EOG 数据中识别有意眨眼模式。
- 计算 EOG 强度，以设定阈值。通常有意眨眼的电位会大于 400 μV（Vjvarada，2012），故很容易去掉自然眨眼的数据。
- 计算连续眨眼之间的时间间隔。
- 在 LabVIEW 中创建检测两次或三次眨眼的 VI。
- 识别 alpha 波（8～13 Hz）。alpha 波是冥想状态的一种属性。
- 在 LabVIEW 中创建计算 alpha 波强度的 VI。
- 识别 beta 波（12～30 Hz）。beta 波是注意力集中过程的标识。
- 在 LabVIEW 中创建计算 beta 波强度的 VI。
- 通过比较 beta 水平与设定的阈值（阈值高于注意力水平），确定是否发出控制信号。

- 通过 LabVIEW 的 FP 创建生物反馈界面。
- 训练被试令其既能提高注意力又能放松大脑。
- 发出控制信号。通过眨眼两次控制机器人的二维动作；通过眨眼三次关闭系统。
- 数据序列不断地以无线方式传输到 Arduino 控制板，以控制机器人。

6.3.1.3　利用 LabVIEW 设计基于 EEG 的智能心理减压器

Roy 等综合利用基于 LabVIEW 的 VI、Arduino Uno 微控制器板、GSM 调制解调器和 BCI 单元，构建了一个价格适中、便于携带的应用系统。用于实时监测和分析心理压力和疲劳状态。该系统分为三个子系统。最初构建的子系统的任务是构建一个便携、可靠和高效的系统，用于采集、处理和分析由于心理创伤、焦虑或疲惫产生的大脑信号变化。之后构建的第二个子系统的任务是建立一种自动化的压力缓释机制。最后构建的第三个子系统的任务是，在出现心理压力过大时，向看护人发出报警信息。该应用系统的软硬件开发过程详述如下：

- 采用具有降噪和信号处理功能的 NeurSky MindWave 脑电帽，采集 EEG 和 EOG 脑波信号。
- 将采集到的神经信号导入 LabVIEW 设计平台，并分类到相关的频带中。
- 设计 Butterworth 滤波器，并基于 beta 波的范围（14～30 Hz）设定频率阈值，以便能根据脑信号的特征，将脑信号分类为正常、有压力和压力过度三种类型之一。
- 编写 LabVIEW 虚拟仪器程序，当滤波器感知到用户心理压力状态为 True 时，向用户提供音乐、游戏或图片等，以自动降低和舒缓用户的心理压力。
- 系统感知到用户心理压力过大时，激活 GSM 模块，发送报警信息给附近的看护人。
- 用 Arduino 微控制器板控制应用过程。可更进一步，将程序发送到现场可编程门阵列（Field Progrmmable Gate Array，FPGA）硬件板 NIMyRio，从而创建可独立运行该应用的 VI。

6.3.1.4　利用 LabVIEW 识别微笑状态和认知状态

2011 年，Beutlich 结合 LabVIEW 和 Emotiv 脑电帽创建了一个应用示例系统 EmoComposer。EmoComposer 可以识别人的微笑状态。2017 年 Beutlich 进一步增强了该系统的功能。为了识别微笑状态，需要从链接 https://decibel.ni.com/content/docs/DOC-18059 下载 Emotiv BCI 应用程序接口。利用这个 API 可以分析面部表情、心理状态和认知活动。实现该应用的硬件和软件包括：LabVIEW 8.6 版或更高版本、JKI VI 软件包管理器、Emotiv Toolkit、专利软件、计算机的 USB 接口和生理盐水[⊖]。

在 LabVIEW 中设计用于识别微笑状态的 VI 的过程如下：

- 安装 EmoComposer，并设置文件 edk.dll 的路径。
- 建立数据采集任务，并从 Emotiv 脑电帽获取脑信号数据。
- 用 Emotiv Create Task.vi 建立与 EmoComposer 的链接。
- 在 Emotiv Read.vi 的 For 循环中获取并显示"微笑状态"。
- 任务结束时关闭链接。

Beutlich 采用上述系统识别认知活动状态。在 LabVIEW 中设计用于识别认知状态的 VI 的过程如下：

- 安装 Emotiv EPOC 控制面板，并设置文件 edk.dll 的路径。
- 加载识别认知动作的 VI —— Control Panel.vi。
- 运行 VI，然后加载 Profile.vi。
- 从采集的信号中识别认知状态。

6.3.1.5 利用 LabVIEW 开发的其他 BCI 案例

下面是几个在 NI 公司的网页 Home → Innovations Library → Case Studies 中介绍的案例。

检测心理疲劳程度的神经心理学试验性研究

来自 Radius Teknologies 有限责任公司（NI 联盟伙伴）的 Mark Ridgley 用 LabVIEW 设计了一种心理旋转任务，旨在调查心理疲劳的程度。心理旋转任务有助于判断大脑操控或关联一些二维或三维视觉刺激的能力。视觉刺激在某种控制方式下实现变化，要求被试识别刺激的变化，从而产生心理旋转效应。具体步骤如下：

- 开始时屏幕上出现一个标准图像。
- 被试需要记住该图像，并在心里想象该图像。
- 被试点击 Next 按钮，显示出提示旋转方向的屏幕（提示标准图像旋转到零度位置所需的方向和角度大小）。
- 被试记住该标准图像的位置后，再次点击 Next 按钮（测试图像出现在屏幕上）。
- 要求被试在心里想象旋转该测试图像，直到想象的图像轴的方向与标准图像轴的方向几乎一致。
- 如果想象的图像与标准图像的位置匹配，则被试单击 Yes 按钮，否则，单击 No 按钮。
- 在整个任务执行过程中，遵照国际标准的 10-20 电极分布记录 EEG 波形。

⊖ 为了提高 Emotiv 脑电帽的 EEG 采集效果，需在其电极中滴入生理盐水。——译者注

一款能给看护者提示信息的老年人康复游戏

新加坡南洋理工大学的 Chee Tec Phua 和 Boon Chong Gooi 为老年人的康复发明了一款游戏，并且让老年人的看护者可以远程监看此游戏。他们将 LabVIEW 的功能与一个嵌入了传感器的低成本硬件相结合，创建了一种壁球游戏。通过该游戏，可以跟踪老年人的动作和脑信号，以分析其运动和认知能力。在用户挥动自己的手臂"击打"二维界面的壁球时，系统可以监测用户身体和精神的变化情况。

除了使用采集脑信号的 NeuroSky MindWave 脑电帽，该游戏系统还采用了一个美国 Silicon Labs 公司开发的灵敏的红外周边轨迹跟踪传感器。该传感器的集成电路具有距离探测远和功耗低的优点，可在肢体做康复性运动时，跟踪单臂运动，还可通过 USB 接口将输出传至 LabVIEW 环境中。该应用系统的传感器和脑电帽可以在老人玩游戏时非常有效地采集其神经信号，准确率达到 96%。游戏开发者计划在新加坡的老年社团中试用此游戏，并收集反馈信息，以便进一步改进系统，使其更受用户欢迎。

一款能识别疲劳驾驶状态，以避免事故发生的实时应用系统

在印度，交通事故不断增长，引发大众关切。据印度交通运输与高速公路部门统计，1999 年至 2004 年，印度的交通事故增长了 34%，而且主要是人为因素，大多与司机分神或疲倦等注意力不集中的原因有关。因此，以非侵入方式实时采集司机的生理参数，并设计算法和心理检测，及时检测司机的疲劳征兆，是非常重要的。印度理工学院的 Aurobinda Routray 和 Sukrit Dhar 致力于该领域的研究，发明了一款嵌入式视觉系统，可实时监测司机的视觉注意力水平，并发出相应的警报声。他们利用 NI 公司小巧的视觉硬件系统和软件，构建了一个可靠的、无伤害的、能独立运行的系统，可以及早发现司机的疲劳状态，避免事故发生。

研究表明，眼睛闭合度和眼睛快速扫视的频繁度是估计司机疲劳程度最有效的方法。Aurobinda Routray 和 Sukrit Dhar 利用主成分分析、眼睛闭合度和眼睛快速扫视的频繁度，开发了新颖且并不复杂的实时眼动跟踪算法。他们所采用的 NI 公司小巧的视觉系统是用户友好型实时成像系统，可采集、处理和显示图像。NI-IMAQ（图像采集）单元提供了 LabVIEW 应用软件接口。开发者声称其算法的准确率超过 90%。

在校儿童的运动认知技能评估

Earle Jamieson 等（ReSolve 研究工程有限公司）承担了一项富有挑战性的研究，试图创建一种精确的、可携带的、使用计算机的工具，用于考察在校儿童的手工灵巧性和认知技能水平。他们开发了一个软件平台 Kinelab，可以让儿童执行各种认知活动。他们还利用 LabVIEW 的功能，实现了一个应用系统。该系统可以捕捉和分析运动动作，并生成反馈信息，从而理解影响儿童健康成长的因素。

2009 年，英国利兹大学的 Peter Culmer 博士和 Mark Mon-Williams 博士用 LabVIEW 开发了首款 Kinelab。该 Kinelab 兼具常规方法的便利性和现代科技带来的速度感和准确率，是一款易于配置、坚固耐用、使用方便的设备，可在儿童做动作时，快速采集其运动学参数。当儿童使用尖头笔与屏幕上出现的二维物体互动时，Kinelab 能捕捉和分析互动情况，并给出儿童认知能力的评估。

6.3.2　利用 MATLAB/Simulink 的 BCI 控制应用

多年来，MATLAB 已成为影响广泛的数值计算编程环境，被研究人员、学者和产业界人士广泛接受。目前已有一些有助于理解 EEG 信号和开发 BCI 系统的 MATLAB 工具箱，如 EEGLAB、BCILAB、ERPLAB 和 FieldTrlp。这些工具箱为 OpenBCI 用户设计 BCI、创建 BCI 原型、测试 BCI 和 BCI 实验等提供了非常友好的环境。OpenBCI 的 GUI 提供了信号处理、数据可视化和数据分析的工具，如 3.4.1 节所述。

奥地利医疗工程股份有限公司 g.tec 的 Günter Edlinger 和 Christoph Guger 利用 MATLAB 丰富的数据处理功能和 Simulink 潜在的系统开发功能，开发了一款具有前瞻性的工具系统 g.BCIsys，用于生物信号的实时采集和处理。该工具系统包括一个用于放大、过滤和数字化原始数据的基于数字信号处理器（Digital Signal Processing，DSP）的生物信号采集设备 g.USBamp，以及一些针对康复应用的实时信号分析模块和控制信号生成模块。MATLAB 的数据采集工具箱（Data Acquisition Toolbox）或 Simulink 的 S-function 模块用来实现与信号放大器 g.USBamp 的通信。示波器控件则用于分析实时数据。g.BCIsys 的软硬件具有灵活性和用户自定义功能，能满足严格的研发需求，被用于各种不同的应用系统。

接下来的几小节将介绍在 MATLAB 环境中设计的基于 EEG-BCI 的应用，包括生物特征身份认证系统、光标自动控制系统、采用 g.BCIsys 开发的音乐脑电帽，以及对微型无人机和机械爪进行控制的系统[○]。

6.3.2.1　利用 MATLAB 开发面向认知型生物特征的基于 EEG 的 BCI

由基于 EEG 的 BCI 支持的认知型生物特征，为准确识别个体身份提供了自动且可信的解决方案。利用生物信息进行身份认证的科学依据主要是生物信息中含有个体独有的细微特征（Revett 和 de Magalhaes，2010；Gupta 等，2012）。例如，EEG 频谱的 theta 频带功率具有较高的天生特征，能反映个体差异和智力水平。一种可能的方法是，让 BCI 用户观看一系列字母 / 颜色 / 图像，从而让用户的大脑中产生一个词语，然后将这个词语作为用户在高安全认证应用中的身份证明。

○ 为了与下文中各小节内容的顺序一致，此段的语序与原文不同。——译者注

Gupta 等（2012）采用 P300 BCI 和快速序列视觉范式（Rapid Serial Visual Paradigm，RSVP），探讨了在 MATLAB 中实现基于 EEG 的认知型生物特征身份认证的可行性。其原型的开发过程如下所述：

- 考查多个范式，包括普通的 odd ball 范式⊖、空间变化的 odd ball 范式和 RSVP 范式，从中选定一个用于认知型生物特征应用的范式。

- 对于所有范式，每个 block 随机地呈现 A、B、C、D 四个字母作为刺激，其中一个作为目标字母。每个字母的闪烁时间为 100 ms，字母闪烁的间隔时间 ISI（Inter-symbol Interference）为 750 ms，目标字母提示显示时间为 2 s。用户需要在心里计算目标字母出现的次数。

- 字母界面的背景色是浅灰色。字母在 OFF 状态期间的默认颜色是白色，在 ON 状态期间呈现作为刺激的黑色。

- 实验结束后，被试需要报告目标刺激是哪个字母及其闪烁的次数。

- 所有范式的信号处理方法和分类方法相同。每次分析时，都采用截止频率为 1～12 Hz 的前向反向 Butterworth 带通滤波器。

- 为了准确分类，数据都需要经过规范化处理，并采用贝叶斯（Bayesian）线性判别分析（Linear Discriminant Analysis，LDA）进行分类。

- 在这些范式中，RSVP 所需的注视时间最短，因此被推荐用于高安全认证应用的场合。

6.3.2.2　利用 MATLAB/Simulink 开发基于 EEG 的光标控制

g.BCIsys 的一个扩展应用是被称为 g.STIMunit 的刺激构建单元。g.STIMunit 可在训练过程中，帮助用户训练，让用户自主地调整自己的大脑神经信号，并将大脑神经信号充当控制命令。已经被证实的是，想象肢体运动，会在大脑感觉运动皮层区域的 EEG 信号中，产生可通过频谱分析识别的微弱变化，例如，想象右手运动会影响左半脑 C3 处的 EEG 信号，而想象左手运动则会影响右半脑 C4 处的 EEG 信号。因此，可通过想象左手或右手的运动，控制光标向左或向右移动。据此可以控制由水平滚动条表示的光标。研究者用 Simulink 的模块 Band-Power Block 对 EEG 信号进行频谱分析，计算出 EEG 信号在特定频带（alpha：8～13 Hz 和 beta：16～24 Hz）的功率分布，从而将 EEG 信号正确地分类为"左类"或"右类"。

6.3.2.3　利用 MATLAB/Simulink 开发音乐脑电帽

音乐人士一直在探索开发脑机音乐接口（Brain-Computer Music Interface，BCMI），以实现用脑信号创作乐曲和演奏自动化乐器。研究者采用 g.tec 的 BCI

⊖　odd ball 范式是一种诱发被试的大脑信号产生 P300 模式的刺激范式。——译者注

开发了一种特殊的脑电帽，可以通过提取 EEG 信号不同频带的特征创作乐曲。该系统采用 Simulink 的 Hjorth 模块，从 EEG 信号中提取有意义的数据，用于控制音乐的节奏。音乐最终通过乐器数字接口（Musical Instrument Digital Interface，MIDI），发送到一架钢琴，从而自动演奏出由大脑信号控制的数字音乐。

6.3.2.4　利用 MATLAB/Simulink 开发 BCI 控制的微型无人机

2018 年，为了验证用神经信号控制四旋翼无人机的想法，Rosca 等开发了微型无人机的数学模型和仿真模型，并利用 MATLAB/Simulink 建立了 BCI。他们采用的微型无人机是 Parrot Rolling Spider。该无人机既小巧又具有足够的速度和稳定性，带有三轴陀螺仪和加速仪表，能自动巡航，还带有用于高度控制的气压传感器、用于飞行精度控制的超声波传感器，以及用于捕捉实时画面的具有足够取帧率的直立摄像机。采用的脑电帽是 Emotiv Insight BCI 的 Emotiv 3d Brain Visualizer，用于获取 EEG 信号中的频带信息。采集 EEG 信号的电极按照国际标准的 10-20 系统标准分布于用户头部。在 MATLAB/Simulink 环境中，研究者用美国麻省理工学院的预估和控制模块，开发了四旋翼无人机模型。此外，还开发了嵌入式 C 代码，并将其加载到无人机中，使得无人机能实时运作。

6.3.2.5　利用 MATLAB/Simulink 开发 BCI 控制的机械爪

2007 年，Angelakis 等实现了用 BCI 控制的机械爪，采用的脑电帽是 Emotiv EPOC+。Emotiv EPOC+ 有 14 个 EEG 通道和 2 个参考通道，通过蓝牙传输协议，将采集的 EEG 信号以无线方式传输到计算机的 MATLAB 应用软件。计算机的输出则传到 Arduino Uno 控制板，进而由 Arduino Uno 控制板发出控制信号，控制机械爪的两个伺服电机，实现对机械爪的操控。一个伺服电机控制机械爪的张开和闭合，另一个伺服电机控制机械爪的左右旋转。用户需经过严格的训练才能逐渐掌握对机械爪的控制。训练时，用户想象抓取动作，试图操控计算机屏幕上的立方体。在想象动作期间，用户的头部必须尽量保持不动，否则可能会非常大地干扰采集到的大脑信号。对于每个用户，都创建其专属的认知状态数据库。另一个应用软件 Mind your OSCs 负责与 Emotiv 控制面板的通信。脑信号被编码成一系列开源控制（Open-Source Control，OSC）信号进行传输。这些 OSC 信号被解码成控制信号，发送到 Arduino 控制板，实现对机械爪的控制。图 6-11 是整个系统的功能模块图。

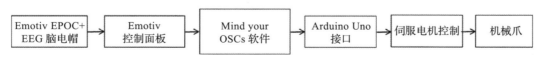

图 6-11　基于 EEG 的机械爪控制功能模块图

6.4　本章小结

　　当今时代，人们可以扩展计算机的功能，使其帮助人们更好地交流和分享思想。脑机接口已帮助人们实现了一些过去难以想象的事情。MATLAB/Simulink 和 LabVIEW 等应用软件正被广泛用于探索 BCI 原型系统的开发。目前，已开发出一些可独立运行的开源构建解决方案，可以帮助初学者理解 BCI 的原理、功能和应用。该领域的研究正朝着多个维度发展，既有对基于 EEG 的 BCI 控制应用的广泛研究，也有对相关技术的深入研究，还有对残疾人和正常人的可用性研究。本章以循序渐进的方式，回顾了研究者们在 MATLAB/Simulink 和 LabVIEW 开发环境中实现的各类 BCI 控制应用。

参考文献

Abdulkader, S.N., Mostafa-Sami, A.A., Mostafa, M., 2015. Brain computer interfacing: applications and challenges. Egypt. Informat. J. 16 (2), 213–230.

Andy, K., 2011. NeuroSky LabVIEW Driver. edited in 2017.

Angelakis, D., Zoumis, S., Asvestas, P., 2017. Design and implementation of a brain computer interface system for controlling a robotic claw. J. Phys. 931, 012001.

Bansal, D., Mahajan, R., Singh, S., Rathee, D., Roy, S., 2014. Real time acquisition and analysis of neural response for rehabilitative control. Int. J. Electr. Robot. Electron. Commun. Eng. 8 (5), 697–701.

Bell, C., Shenoy, P., Chalodhorn, R., Rao, R., 2008. Control of a humanoid robot by a non invasive brain computer interface in humans. J. Neural Eng. 5, 214.

Berger, T.W., Chapin, J.K., Gerhardt, G.A., McFarland, D.J., Principe, J.C., Soussou, W.V., Taylor, D.M., Tresco, P.A., 2008. Brain-Computer Interfaces: An International Assessment of Research and Development Trends. Springer, the Netherlands. eBook ISBN 978-1-4020-8705-9, Hardcover ISBN 978-1-4020-8704-2, Pages 281.

Bryan, M., Green, J., Chung, M., Chang, L., Scherer, R., Smith, J., Rao, R.P.N., 2011. In: An adaptive brain-computer interface for humanoid robot control.11th IEEE RAS International Conference on Humanoid Robots, Bled, Slovenia, pp. 199–204.

Callahan, M., 2013. UIUC Innovators Develop Mind-Computer Interface with NI LabVIEW. http://www.ni.com/white-paper/6130/en.

Cassani, R., Banville, H., Falk, T., 2015. In: MuLES: an open source eeg acquisition and streaming server for quick and simple prototyping and recording.20th ACM Conference on Intelligent User Interfaces.

Chae, Y., Jo, S., Jeong, J., 2011. In: Brain actuated humanoid robot navigation control using asynchronous brain computer interface in neural engineering.5th International IEEE/EMBS Conference on NER'11.

Delorme, A., Kothe, C., Vankov, A., Bigdely-Shamlo, N., Oostenveld, R., Zander, T., Makeig, S., 2010. MATLAB-based tools for BCI research, In: (B + H)CI: The Human in Brain Computer Interfaces and the Brain in Human Computer Interaction. In: Tan, Desney S, Nijholt, Anton (Eds.), Springer Publishing (Chapter 10).

Gerson, A.D., Parra, L.C., Sajda, P., 2006. Cortically coupled computer vision for rapid image search. IEEE Trans. Neural Syst. Rehabil. Eng. 14 (2), 174–179.

Gupta, C.N., Palaniappan, R., Paramesran, R., 2012. Exploiting the P300 paradigm for cognitive biometrics. Int. J. Cognit. Biomet. 1 (1), 26–38.

He B., Gao S., Yuan H., Wlpaw J.R., Springer: (Chapter 2), Brain-Computer Interface. https://www.springer.com/cda/content/document/cda.../9781461452263-c.

Jackson, M.M., Mappus, R., 2010. Neural control interfaces. In: Springer: Brain Computer Interfaces–Applying Our Minds to Human-Computer Interaction. Springer-Verlag Limited, London. ISBN 978-1-84996-271-1 (Chapter 2).

Kasim Mohamad, A.A., Low, C.Y., Ayub Muhammad, A., Zakaria Noor, A.C., Mohd, S.M.H., Johar, K., Hamli, H., 2017. User-friendly LabVIEW GUI for prosthetic hand control using Emotiv EEG headset.

Procedia Comput. Sci. 105, 276–281. Elsevier.

Luzheng, B., Fan, X.-A., Liu, Y., 2013. EEG-Based Brain-Controlled Mobile Robots: A Survey. IEEE Trans. Human Mach. Syst. 43 (2), 161–176.

Mak, J.N., Wolpaw, J.R., 2009. Clinical applications of brain-computer interfaces: current state and future prospects. IEEE Rev. Biomed. Eng. 2, 187–199.

Millan, J., Renkens, F., Mourino, J., Gerstner, W., 2004. Noninvasive brain actuated control of a mobile robot by human EEG. IEEE Trans. Biomed. Eng. 51 (6), 1026–1033.

Neuper, C., Muller, G.R., Kubler, A., Birbaumer, N., Pfurtscheller, G., 2003. Clinical application of an EEG-based brain–computer interface: a case study in a patient with severe motor impairment. Clin. Neurophysiol. 114 (3), 399–409.

Pohlmeyer, E.A., Wang, J., Jangraw, D.C., Lou, B., Chang, S.F., Sajda, P., 2011. Closing the loop in cortically-coupled computer vision: a brain–computer interface for searching image databases. J. Neural Eng. 8(3). 036025. https://doi.org/10.1088/1741-2560/8/3/036025.

Quigley, M., Gerkey, B., Conley, K., Faust, J., Foote, T., Leibs, J., Berger, E., Wheeler, R., Ng, A., 2009. In: ROS: an open source robot operating system.ICRA Workshop on Open Source Software.

Revett, K., de Magalhães, S.T., 2010. Cognitive biometrics: challenges for the future. In: Tenreiro de Magalhães, S., Jahankhani, H., Hessami, A.G. (Eds.), Global Security, Safety, and Sustainability. ICGS3 2010. Communications in Computer and Information Science. In: vol. 92. Springer, Berlin, Heidelberg.

Richardson, M., 2007. Hold That Thought. New Electronics. www.newelectronics.co.uk. pp. 14–16.

Rosca, S., Leba, M., Ionica, A., Gamulescu, O., 2018. Quadcopter control using a BCI. Mater. Sci. Eng. 294, 012048.

Springer, 2013. In: He, B. (Ed.), In: He, B. (Ed.), Springer Science+Business Media, New York. https://doi.org/10.1007/978-1-4614-5227-0_2.

Vjvarada, 2012. The Mastermind Project-Mind Controlled Robots Using EEG. https://forums.ni.com/t5/Academics-Documents/The-Mastermind-Project-MIND-CONTROLLED-ROBOTS-USING-EEG/ta-p/3524582.

拓展阅读

Beutlich, 2011a. Emotiv EmoComposer Read Smile Example. edited in 2017a.

Beutlich, 2011b. Emotiv Example for Reading EEG Commands. edited in 2017b.

Edlinger, G., Guger, C., The Brain-Computer Interface: Using MATLAB and Simulink for Biosignal Acquisition and Processing. https://www.mathworks.com/company/newsletters/articles/the-brain-computer-interface-using-matlab-and-simulink-for-biosignal-acquisition-and-processing.html.

http://jki.net/vipm.

http://www.neurosky.com.

Jamieson E., Chandle J., Mushtaq F., Mason D., Barratt A., Hill L., Waterman A., Allen R., Wright J., Culmer P., Mon-Williams M., n.d. Kinelab: Assessing the Motor-Cognitive Skills of School Children With LabVIEW. National Instruments' Web Page 'Home > Innovations Library > Case Studies

Kelly J. W., Degenhart A. D., Ashmore R. C, Wang W., n.d. Craniux: A Modular Software Framework for Brain-Computer Interface Research Based on LabVIEW Software, http://sine.ni.com/cs/app/doc/p/id/cs-13832.

MuSAELab, https://github.com/MuSAELab/MuLES.

OpenBCI, http://openbci.com.

Rebsamen, B., Teo, C.L., Zeng, Q., Marcelo Jr., H.A., Burdet, E., Guan, C., Zhang, H., Laugier, C., 2007. Controlling a wheelchair indoors using thought. IEEE Intell. Syst. 1541–1672 (07), 18–24. IEEE Computer Society.

Ridgley M., n.d. Radius Teknologies, LLC Uses LabVIEW to Aid Mental Rotation Research Study. National Instruments' Web Page 'Home > Innovations Library > Case Studies.

Routray A. and Dhar S., Creating a Real-Time Embedded Vision System to Monitor Driver's Visual Attention. National Instruments' web page 'Home > Innovations Library > Case Studies. Indian Institute of Technology, Kharagpur.

Roy, J.K., Das, A., Dutta, D., Sengupta, A., Ghosh, J., Paul, S., 2014. Intelligent Stress- Buster-A Labview Based Real-Time Embedded System For Thought Control Using Brain Computer Interface.

Teck Phua C. and Chong Gooi B., Creating a Therapeutic Game for the Elderly With Remote Monitoring for Caregivers Using NI LabVIEW. National Instruments' web page 'Home > Innovations Library > Case Studies, Nanyang Polytechnic.

www.ni.com/NI_LabVIEW.

总结和展望

7.1　主要贡献

本章概括本书的主要贡献，并对本书介绍的研究工作进行总结和评论。本书详细介绍了用于认知分析和控制应用的基于 EEG 的脑机接口，主要贡献为：阐释了如何从 EEG 信号中识别出有意单次眨眼数据段，以及如何将识别结果用作控制信号开发交互型 BCI。本书重点考察了在两种情况（放松状态与有意单次眨眼）下，事件相关电位的幅值强度、功率谱强度和 EEG 相干性的不同之处，还探讨了针对严重运动功能障碍患者，开发更加稳定可靠的 BCI 的潜在研究方向。

本书详细讨论了面向控制应用的交互型 BCI 的基本原理。得益于神经科学的一些重大创新成果，神经科学家开始研究如何将人的神经信号作为控制体外设备的触发器。这促进了交互型 BCI 应用的开发，并可帮助严重失能患者独立生活。这类 BCI 系统经过不断改进，已经有大量的应用，包括神经假肢（机械手臂或手）、无须手的大脑控制（通过解读想法 / 感受，而不需要肌肉参与的控制）等。开发这些应用不仅可以帮助患者，而且也可以为正常人的日常生活和工作提供辅助。

根据 2015 年 Allied Market Research 和 2016 年 Transparency Market Research 的两份市场调研报告，交互型 BCI 拥有巨大的市场需求，主要原因是神经失常（如中风、抑郁症、阿尔兹海默症、帕金森症等）患者的数量日益增多。鉴于 BCI 技术广泛的潜在应用价值，本书力图详细阐释 BCI 系统的技术架构，包括信号采集单元、控制接口和应用处理设备。人的神经活动情况可以通过各种技术和采集设备获得。目前，基于 EEG 的非侵入、便携式、用户友好型 BCI 的研究非常活跃，是极具吸引力的神经科学领域。这类 BCI 也可用于实验环境之外的实时应用。基于 EEG 的 BCI 技术的进展表明，有可能利用 EEG-BCI 建立神经科学工具，用于开发面向神经康复应用的实时、便携、高效的 BCI 系统。在康复领域的一项主要应用成果是，利用基于人机接口（Man-Machine Interface，MMI）的体外辅助设备或机器人帮助患者康复。

传统的基于 EEG 的 BCI 主要面向医疗应用领域。随着 BCI 研究的发展和用户友好的、易穿戴的脑电采集设备的出现，BCI 应用有望扩展到诸多领域，如游戏、娱乐、情感识别、数字化学习、网络空间、自动化控制等。本书给出了详细的技术路线，用于理解 EEG 信号中隐含的与有意单次眨眼相关的脑信号模式。这里的亮点是，没有将眨眼产生的 EEG 信号视为无用的伪迹，而是将其当作触发器，用以开发面向控制应用的交互型 BCI。利用这种方法，用户可以比较容易地使用神经信号直接控制体外设备。显然，这样的脑控辅助设备能为严重运动功能障碍患者提供极大的帮助。

本书详细介绍了用脑电帽实时采集人的 EEG 信号，以及对 EEG 信号进行分析的过程。所选用的实时采集脑电设备是带有 14 个通道的 Emotiv 脑电帽，这主要因为它具有较高的分辨率和适中的价格。针对利用神经信号进行控制的应用，本书给出了识别与有意眨眼相关的脑活动的实验方案。为了构建可靠的与单次眨眼相关的 EEG 数据库，5 位被试分别进行了多次 EEG 信号采集，每次采集的时间持续 20 秒。采集的数据以 .edf 格式的文件形式存储，以便在时域、频域和空间域中做进一步分析，从而掌握 EEG 信号的变化情况，并提取有利于后续识别的特征集。事件相关电位分析和频谱分析使用的是开源工具箱 EEGLAB。EEGLAB 是一个交互式平台，提供了丰富的函数，可用于导入、预处理和分析所采集到的 EEG 数据。MATLAB 则用于分析所采集到的与单次眨眼相关的多通道 EEG 数据，并用于开发控制应用。多年来，MATLAB 在数值计算编程环境方面的功能，深受研究人员、学者和产业界人士的认可和欢迎。MATLAB 的一些工具箱，如 EEGLAB、BCILAB、ERPLAB、FieldTrip 等，可用于理解 EEG 信号和开发 BCI，为 OpenBCI 用户提供了非常友好的环境用于设计 BCI、原型构建、测试和实验。

接下来的几个小节将详细介绍本书的主要贡献。

7.1.1 时域分析

EEG 信号的时域特征经常用于 BCI 的开发。本书详细介绍了一种采用事件相关电位（时域中）作为判别特征的简单且稳定可靠的 BCI。研究表明，与有意单次眨眼相关的 ERP 的幅值变化被识别后，可当作触发器，用于开发控制应用。为了识别在有意眨眼期间被激活的大脑通道和相关神经活动，本书分析了各通道处事件相关电位的分布和脑地形图。首先，针对 Emotiv 脑电帽 14 个头皮电极的每个电极，确定了各电极采集的所有 EEG 信号段（epoch）的平均 ERP；然后，在此基础上，进行了下述分析：

- 采用基于四阶谱的独立成分分析（ICA）方法，识别出与有意眨眼相关的在时空上最独立的成分。ICA 是一种从采集的 EEG 信号中去除各种伪迹的有效技术。
- 通过脑地形图分析，发现在有意眨眼期间，大脑皮层的左前额区域表现出最强的电位。这表明，与有意单次眨眼相关的神经活动可以清楚地从 Emotiv 脑电帽的左前额通道（AF3 和 F7 两个电极）捕捉到。

- 研究发现，被试 1 执行有意眨眼动作时，AF3 和 F7 两个电极处相应的事件相关电位显著增长，分别从 0 μV 增长到 339.6 μV 和从 0 μV 增长到 652 μV。因此，左前额提取的 EEG 信号段（epoch）表征了有意眨眼引发的神经活动。这表明，有意眨眼涉及高级认知和神经活动。从其他几位被试采集的 EEG 数据也都观察到类似的结果。

- 以上情况说明，有可能将有意眨眼相关的 EEG 信号成分作为触发器，开发出用于康复的 BCI 系统。

由于延迟时间短，基于事件相关电位的 BCI 具有较高的输出率。然而，事件相关电位的幅值小（微伏级），而且淹没在背景信号中，导致难以对相关的神经状态进行分类。因此，需要对采集的神经信号在频域中进行频谱分析，从中了解与有意单次眨眼相关的神经信号模式的变化。

7.1.2　频域分析

对采集的 EEG 信号进行频域分析，需要运用傅里叶变换，以观察其频谱详情。利用快速傅里叶变换绘制出 EEG 信号的频谱，可以观察到特定频率的幅值调制情况。本书利用所采集的 EEG 信号的功率谱和 EEG 相干性特征，识别与有意眨眼相关的数据段，进而开发出 BCI。基于傅里叶变换，计算选定的电极对的神经活动的时频图谱后，对二者进行 EEG 相干性分析。本书对左前额叶（AF3 和 F7）、枕叶（O1 和 O2）、顶叶（P7 和 P8）和颞叶（T7 和 T8）的神经活动进行了分析，绘制了每个通道的 ERP 图像、平均事件相关电位波形和功率谱。从中发现，左前额通道表现出与有意单次眨眼活动相应的事件相关电位。主要的观察结果列举如下：

- 在有意单次眨眼期间，左前额区域的功率谱分布表明，从 delta（2 Hz）到 alpha（9 Hz）的频带具有较高的功率。这表明，在有意单次眨眼期间，左前额区域 EEG 信号的低频成分处于活跃状态。

- 在枕叶（O1 和 O2）、顶叶（P7 和 P8）和颞叶（T7 和 T8）的通道分析中，没有观察到与左前额叶（AF3 和 F7）类似的结果，即其 ERP 幅值和功率谱幅值没有明显的增长。

- 空间域分析是为了确定电极对之间的 EEG 相干性。本书考察的电极对包括左前额的一对电极（AF3 和 F7）（前额 - 前额），以及左前额电极与参考电极（前额 - 参考）。利用基于 FFT 的时频图谱，得到了有意单次眨眼期间通道之间的相干性结果。该结果证实了有意单次眨眼期间，前额区域通道之间的相干性或同步性。

本书将上述在时域、频域和空间域的认知分析结果，进一步用于开发控制外部设备的 BCI。

7.1.3 基于眨眼的 BCI 控制应用的开发

本书介绍了一些将神经信号的事件相关电位转换为控制命令的应用。有意眨眼引发的事件相关电位的增长情况被捕捉到后，可用作控制信号，进而设计出相应的算法和技术框架，实现一些有趣的神经控制应用。例如，在 MATLAB 环境中播放音频文件 handel.mat 或开启 LED 灯。在这些应用中，从 MATLAB 工作空间识别出的 ERP 成分的变化情况被转换为控制命令，进而通过 Arduino 控制板驱动接口设备（如 LED 灯）。主要的贡献列举如下：

- 利用开发的 BCI 触发 MATLAB 中的软件，播放一段音乐。在这个应用中，当 BCI 产生一个"high"⊖的输出信号给软件时，软件就播放音频文件 handel. mat。基于此原理，利用 EEG 数据中捕捉到的单次眨眼信息，开发出了触发软件播放音乐的 BCI。
- 从采集到的 EEG 信号（在 MATLAB 平台中）识别出的 ERP 幅值增长的情况，被转换为控制信号，通过 Arduino 微控制器，控制接口设备 LED 灯的开启。理论上，微控制器的输出可用于各种特定需求的控制。在有意单次眨眼期间，只要 ERP 的峰值超过了设定的阈值，微控制器就会产生输出信号"high"，接口设备 LED 灯接收到微控制器输出的"high"信号后便开始发光。
- 建立了 Arduino Uno 控制板与 Simulink 之间的接口，使得所设计的模型可独立地应用于其他控制应用。这是因为，该模型最终部署在 Arduino 微控制板上，形成了独立的控制应用。

总之，利用面向控制应用的 BCI，可开发面向康复应用的实时辅助工具，帮助各种运动功能障碍患者。基于 EEG 的脑映射⊜方法开启了一个新的视角，为严重功能障碍患者与周围环境进行交互提供了一种崭新的方式。针对控制应用而捕捉脑信号的方法有多种，其中，基于 EEG 的 BCI 是最方便的，而且可以与各种软件平台结合，目前已开发出大量应用。如今，人类已进入一个利用计算机帮助人们与外部世界进行交流的新时代。除了 MATLAB，其他应用软件，如 Simulink 和 LabVIEW，也开始广泛应用于 BCI 原型系统的开发。BCI 研究的一个重要方向就是改善每个人的生活质量。书中介绍的研究工作的医疗应用前景是，使用与有意眨眼相关的神经信号，开发出控制各种设备的应用平台。

7.2 未来方向和总结

神经技术研究人员正孜孜不倦地探索将心智与机器融合的方法，探究不同人的

⊖ 原书中是"active high"。为了与上下文一致，这里译为"high"。——译者注
⊜ 这里，脑映射是指将脑信号映射为控制命令。——译者注

大脑计算能力差异的潜在原因。目前，侵入式和非侵入式的神经技术都取得了较大进展，旨在缓解因不可预知的情形造成的损伤，为视听系统疾病提供解决方案，治疗神经退行性疾病，甚至训练大脑以提高智力水平或进行具有重复性和挑战性的认知活动。虽然非侵入式的研究容易找到被试，但是，侵入式 BCI、深度脑刺激和神经电化学编码的研究显然也是必不可少的。其实，有必要提醒的是，这些技术并非是很新的技术。尽管第一个关于深度脑刺激治疗帕金森患者的公开报道是在 1993年，但是，第一例这样的手术是 1987 年在 Benabid 教授的诊室完成的。在此之前，类似的探索已进行了数十年。

人脑经历了漫长的演化过程。不同的人有不同的意识。我们的体力、精力和脑力制约了我们的思维和感受。快速发展的神经技术试图探究超越一般意识的更高层的意识状态。这将让我们超越自我，进入像 Thomas Lombardo 在 *The Future Evolution of Consciousness* 中所描述的更高意识状态。

所谓的"意识黑客"用于增强意识的常用技术包括 EEG、营养滋补、虚拟现实，以及通过设计奇特的体验实现增强的感受和意识。转变后的心智具有积极效应，有助于提升潜能和幸福感。正如 Steven Kotler 和 Jamie Wheal 在其著作《盗火》[○]中所说，这种奇异而带有争议的心智状态会让人们内心更强大，使人们更能战胜艰难险阻。科学家们还在努力验证一种猜想：学习、记忆等认知能力杰出的人的大脑具有更好的神经网络连接。在人的大脑中，目前已发现将近 200 个功能各异的脑区。fMRI 数据被广泛用于度量这些脑区之间神经信号的强度。研究发现，具有一些不良特征（如易怒、睡眠不好、违规等）的人的大脑连接数量明显偏少。随着被试数量的增多和 fMRI 数据分辨率的提高，科学家们越来越有信心深入地开展此项研究。对脑区之间的神经信号的客观度量使人们认识到，认知能力越高的大脑具有越好的脑区连接。这个事实使人们有了新的训练大脑的想法，即通过改善脑区之间的连接提升人的智力水平，如同《科学》杂志编辑 Steve Connor 在 2015 年 9 月所描述的那样。fMRI 研究揭示了一个普遍认可的事实：智商高的人的大脑具有增强的脑连接。有人认为这可能是由于卓越的生物遗传基因导致的。这些智商高的人比许多人更容易处理一些认知任务，在处理问题的方式上也表现出智慧特征。根据上述关于智力的知识，可得出一个合理的结论：遗传进化和经常使用大脑处理挑战性问题可以增强脑内的连接。德国歌德大学对此问题进行了研究（Frankfurt/Sciencedaily.com）。

信号是如何由皮肤传到大脑，并由大脑产生相应的反应的？触觉等基本感觉是最简单的例子。例如，当我们想喝桌上的一杯茶或咖啡时，信号由眼睛传至大脑，随即大脑作出反应，于是我们伸手去拿杯子。当我们的手接触到杯子，感觉到杯子的重量、温度和尺寸轮廓时，大脑与接触点之间又有了新的信息交流，从而产生下

○《盗火》，英文名 *Stealing File*，是一本讨论冥想带来的奇特精神状态的科学著作。——译者注

一步的反应。这只是一些最简单的动作与反应，实际上，我们的身体可以轻而易举地处理大量视听觉信息。

过去，肢体或脊髓受损患者装上先进的假肢后，虽然可以移动身体，但是感受不到触觉。为了解决此问题，皮层内微电流刺激（Intracortical Microstimulation，ICMS）技术被用于一位四肢瘫痪的患者。该患者大脑的体觉皮层中植入了一个金属电极。ICMS 通常采用高频（300 Hz）、短持续时间（200 μs）的重复电脉冲（6～12 μA）。实验中，刺激并激活体觉皮层中一小块（50～100 μm）相关区域的神经元后，患者感受到了与瘫痪前自然感觉相似的感觉。据患者反映，这些感觉与手和手臂的移动相关。因此，ICMS 可视为一种治疗方法，有望用于恢复四肢瘫痪患者的本体感觉和触觉。

微电流刺激技术源于 1990 年用于猕猴的实验，最近才用于人类。但是，若要实现真正有效的治疗，体觉皮层和电极之间的接口就应当适合长期使用。一种被大家认可的想法是，用新材料替代金属电极，实现能够长期使用的接口。这种新材料植入物应当不与大脑的可塑性相冲突，并且允许接口带有人工微小信号。将来更先进的技术应当让植入物成为大脑与外部设备之间永久和无缝整合的接口。

在中枢神经系统中发现的小神经胶质细胞代表了一类巨噬细胞。这类巨噬细胞可消化和吸收我们体内不需要的蛋白质和残屑。大脑中约有 10%～20% 的脑细胞含有小神经胶质细胞。它们维持着 CNS 的健康。全球有数百万阿尔兹海默症患者。在这些患者的大脑中，通常会产生小神经胶质细胞不能清除的 beta 淀粉状蛋白质，因而患者的小神经胶质细胞表现出发炎趋势，并分泌出影响其他脑细胞的毒素。大脑海马区域产生的 40 Hz gamma 振荡节律会导致 beta 淀粉状蛋白质减少 40%～50%。相关研究起初是用老鼠来做实验。这些老鼠都经过基因编码或化学处理，以削弱其 gamma 振荡节律。然而，这些老鼠并没有产生期望的 beta 淀粉状蛋白质。一些初步的解释是，这需要一个缓慢的发展过程。人从患上阿尔兹海默症到真正表现出病症也需要经历很长的时间。相关研究还需要使用大鼠和老鼠之外的其他动物进行实验，以发现可成功进行基因调校的动物。然而，寻找这样的动物和进行相关的实验需要大量的时间和经费。

诱发 gamma 振荡节律的初始技术是采用光遗传学技术，即用光照射中间神经元[⊖]，从而控制被基因调校的神经元。一些侵入较少的技术则采用不同闪烁频率的 LED 灯。然而，实验结果的持续时间并不长，即使实验对象是老鼠亦如此。尽管这样，人们还是明确了一个研究方向：用 gamma 振荡节律可清除脑中影响认知功能的淤积物。初步的研究工作和数据表明：光可以驱动人脑视觉皮层区域的 gamma

---

⊖　中间神经元接收感觉神经元传来的神经信号，再将信号传递到运动神经元，起到联络作用。——译者注

振荡节律。科学家们正在规划更多的研究，以推动这项研究。老鼠大脑的消息携带者 RNA 也呈现出高表达或低表达的基因，这也是阿尔兹海默症的一个研究方向。

研究者已开始探索将人脑变为"可读可写"的设备，而不仅是"只读"存储器。在一个实验中，选择了一组志愿者作为被试，首先提取经过被试记忆编码后的电信号，然后在被试回想这些记忆时，将经过记忆编码的电信号反馈给被试。实验结果表明，被试的认知能力提高了 35%～37% ——非常大的变化！这对于那些由于事故或疾病损伤大脑的人非常重要，尤其是对于战场上大脑容易受伤的军事人员而言，更显得尤为重要。

这类研究的实验过去用大鼠作被试，不久就可应用于猴子和人。在大鼠实验中，先通过药物阻断大鼠原本的记忆，并在其海马体[⊖]的输入节点和输出节点处观察电的连通性能。实验中发现，记忆信号或大脑活动模式具有非线性、夹杂噪声和重叠的特性。研究人员将记忆归结为数学公式，并存入计算机，当这些正确记录的记忆信号通过微小的电震动刺激反馈给海马体时，被药物阻断记忆的大鼠神奇地恢复了记忆。

之后，研究者对 22 位做癫痫手术的病人也进行了类似的实验。这些患者的大脑内部有检测发病源的植入物。实验中，先给病人看一些图像，然后在多个间隔时间不等的时刻，要求他们从一组图像中识别之前看过的图像。研究者基于与正确响应相关的电模式创建了一种记忆模型，并在被试回忆图像期间，将这些电模式反馈给被试，发现与不采用反馈的普通方式相比，被试的回忆效果提高了 37%。

当然，要想让目前开发的系统成为能有效运作的记忆替代物，还需取得许多重大的研究突破。当前研究的一个明显局限是，由于植入的电极数少，对于每项记忆仅能记录极少的参数。此外，采集点的空间限制，以及海马锥型细胞的胶质，都有碍于信号采集。即使信号采集点的数量足够，也还需要采用诸如机器学习等新的计算方法进行建模。再者，神经元的时空分布也是一个尚未明了的因素。可以说，神经编码及其相应的认知功能等议题仍处于神经科学的前沿研究领域。

Elon Musk 正致力于一项新颖的 BCI 技术研究。该技术试图让我们能读取他人的思想，并增强我们自身的学习能力。他的团队正在开发一种类似于"神经纽带"（Neural Lace）的植入物，用以连接大脑和计算机。他们设想的"神经纽带"可以注射进大脑，并能在大脑皮层上包裹一层与计算机通信的"大脑皮层"，成为大脑的增补部分。这种想法是要创造一种半人半机械的"赛博格"（cyborg），最终目标是要创造出一种可更新、可升级的接口。

美国国防高级研究计划局（Defense Advanced Research Projects Agency，DARPA）和神经工程系统设计项目（Neural Engineering System Design，NESD[⊜]）正研究如何缓

⊖ 海马体形似海马，与记忆功能相关。——译者注
⊜ 原文为"NSED"，根据英文缩写，改为"NESD"。——译者注

解因战斗造成的损伤，或提供视觉和听觉系统相关疾病的解决方案，包括一些具有挑战性的研究内容：低功率的光子学和电子学、神经科学医疗设备制造、诊疗测试、系统工程等。其最终目标是实现精确的信号分辨率，以及脑与外部设备之间高速且大容量的数据交换。这需要将神经元的电化学编码翻译为计算机能理解的语言。该计划正资助诸如用 LED 恢复视觉、用 neurogram[⊖]传感器实现言语解码等诸多项目。一种源自物体全息成像技术，能记录光的波前信息的数字全息显微镜将用于研究神经活动。该研究产生的数字全息成像技术或计算机算法，有可能替代失去的视觉或大脑与肢体间失去的神经连接，也可用于控制人工肢体。

神经科学的未来发展必将影响整个人类社会。将来的技术也许能窥探人的思维过程，并能识别内疚、轻信、异常等心理活动。面向任务的 BCI 应用还包括控制假肢、替代味蕾、辅助"尝酒者"，以及在驾驶员遇到障碍或潜在危险时用脑信号预测失控状态并自动校正等。持续不断的相关研究必将改善因疾病或事故受到影响的生活。事实上，将脑与环境信息融合的高级分析学才刚刚起步。传感器技术、人工智能、与 BCI 相耦合的复杂算法的处理能力等方面的研究，必将促进未来的社会、教育和医疗的进步。

只有对未来怀有憧憬，并为之付出艰辛努力，科学和技术才可能取得巨大的进步。Ray Kurzwel 等未来学家已放眼全新的人脑与计算机的交互前景：在人的 RNA 链中置入纳米机器人，并通过这种纳米机器人，在人脑与采用云技术的计算机之间，实现消息与思想的自由交换。将来，探知瘫痪的大脑或从死者大脑中下载其记忆也许会成为可能。另外一些人甚至创造出了"云心智"（Cloudmind）或"众心智"（Crowdmind）等新的术语，用以描述将众多大脑和机器连接起来，共同完成一个协作任务的场景。举一个最简单的例子，未来学家预测将来可能将人脑中的日常任务卸载给克隆人，让克隆人去思考和完成任务，并发展出进化的大脑。未来的世界将不仅仅是人与 AI 共存于世，而可能是 AI 完全取代人的心智。众所周知，进化是通过自然选择和变异进行的，然而，未来进化是否能通过非自然的选择和变异进行呢？这些还仅仅是可猜测到的旅途风景，未来将充满无限的美景。

⊖　在心理学中，neurongram 指"记忆痕迹"。——译者注

推 荐 阅 读

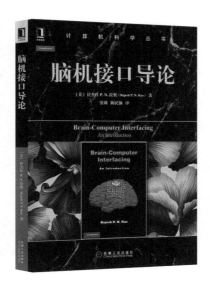

脑机接口导论

作者：Rajesh P. N. Rao　译者：张莉 等　ISBN：978-7-111-53995-7　定价：89.00元

脑机接口领域知名科学家Rao教授专著，可作为神经工程或BCI方面的教材，也可用于自学，为神经学家、计算机科学家、工程学家和医师提供参考。

主要内容：
◎ 神经科学的基本背景、大脑记录和刺激技术、信号处理和机器学习。
◎ 详细描述了用于动物和人类的BCI的主要类型，包括侵入式、半侵入式、非侵入式、刺激型和双向型BCI。
◎ 深入讨论了BCI的应用和道德规范。
◎ 每一章都包含丰富的问题和习题。

推荐阅读

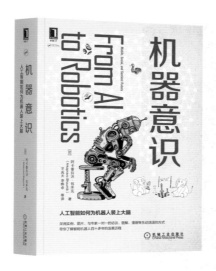 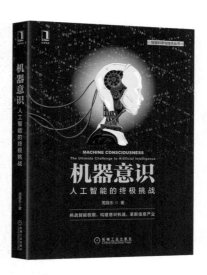

机器意识：人工智能如何为机器人装上大脑

作者：Arkapravo Bhaumik 译者：王兆天 等 ISBN：978-7-111-68603-3 定价：109.00元

采用实例、图片、与专家一对一的访谈、图解、漫画等生动活泼的方式，带你了解智能机器人四十多年的发展历程。主要内容涵盖人工智能与应用人工智能、协商与反应及关联性问题、工程机器人行为、类人智能复制、开源机器人、有自主意识的机器人——不仅仅是工具、机器或奴隶、作为科学新定义的人工智能。

机器意识：人工智能的终极挑战

作者：周昌乐 ISBN：978-7-111-66982-1 定价：99.00元

机器意识是什么样的研究领域？该领域需要探索的核心问题有哪些？机器意识所采用的理论模型、实现策略和计算方法有哪些？本书对注意机制、自我意识和体验意识的机器实现做出了哪些贡献？机器意识已经达到了什么程度？还有哪些难以跨越的鸿沟？所有这些，都是本书将要回答的问题。